Jyoti Madaan
Jeevan Khatri

Niewidzialne wyrównywacze w ortodoncji

Jyoti Madaan
Jeevan Khatri

Niewidzialne wyrównywacze w ortodoncji

Wyprostowanie zębów bez aparatu ortodontycznego

Wydawnictwo Bezkresy Wiedzy

Imprint
Any brand names and product names mentioned in this book are subject to trademark, brand or patent protection and are trademarks or registered trademarks of their respective holders. The use of brand names, product names, common names, trade names, product descriptions etc. even without a particular marking in this work is in no way to be construed to mean that such names may be regarded as unrestricted in respect of trademark and brand protection legislation and could thus be used by anyone.

Cover image: www.ingimage.com

This book is a translation from the original published under ISBN 978-3-659-10498-5.

Publisher:
Wydawnictwo Bezkresy Wiedzy
is a trademark of
Dodo Books Indian Ocean Ltd., member of the OmniScriptum S.R.L Publishing group
str. A.Russo 15, of. 61, Chisinau-2068, Republic of Moldova Europe
Printed at: see last page
ISBN: 978-620-2-44608-2

KONTENCJE

INTRODUKCJA

Historia ortodoncji pokazuje, że mechanoterapia ortodontyczna stale ewoluowała od ruchu zębów spowodowanego uciskiem palców do urządzeń napędzanych technologią i projektowanych. Najważniejszymi czynnikami, które tradycyjnie determinowały długowieczność i popularność protokołu leczenia lub urządzenia, były skuteczność biomechaniczna.

Dziś społeczeństwo przekształciło się, aby objąć świadomość obrazu i wyglądu. Tak więc estetyka stała się ważnym celem we wszystkich dziedzinach stomatologii, w tym ortodoncji. Jeśli estetyka jest ważnym celem, dlaczego nasze urządzenia nie powinny dążyć do osiągnięcia tego samego w trakcie jego realizacji? Jeśli skuteczność działania jest ważnym celem, dlaczego nasze urządzenia powinny ograniczać lub utrudniać żucie lub mowę w trakcie leczenia? Ostatnie postępy w realizacji tych celów zmierzają do ich osiągnięcia. Ale czy postępy w zakresie wygody i estetyki napędzane projekty urządzeń spełniają wymogi skuteczności biomechanicznej to pytanie za milion dolarów?

Stałe aparaty ortodontyczne stanowią trzon techniki biomechanicznej ortodoncji. Jednak niechęć do noszenia aparatów ortodontycznych ze względu na ich złą estetykę była siłą napędową rozwoju alternatywnych metod leczenia, zwłaszcza dla populacji dorosłych1.

Częstość występowania wad zgryzu u dorosłych jest równa lub większa niż u dzieci i młodzieży. Tłoczenie i odstępy są jednymi z najczęstszych problemów u osób dorosłych, a tłumienie wpływa na

Około 24% kobiet i 14% mężczyzn, a odstępy między nimi występują u 8% kobiet i 13% mężczyzn2. Jednak mimo potrzeby leczenia ortodontycznego, dorośli często niechętnie noszą tradycyjne aparaty stałe z drutami, opaskami i klamrami. Osoby obawiające się o ogólną estetykę swojego uśmiechu mogą niechętnie spędzić rok lub dwa lata z obniżeniem atrakcyjności swojego uśmiechu ze względu na samo urządzenie lecznicze.

Dla pacjentów z zainteresowaniami estetycznymi, opcje takie jak wyraźne zamki nadal mogą być postrzegane jako duże urządzenia stałe i drażniące dla policzków i dziąseł. Urządzenia stacjonarne w wersji językowej mają walory estetyczne, ale mogą podrażniać przyzębie i tkankę miękką3. Aktywne, sekwencyjne, plastikowe wyrównywacze są jednym z najnowszych urządzeń estetycznych i możliwym rozwiązaniem dla wielu dorosłych i niektórych starszych nastolatków, ponieważ urządzenia te są estetyczne, jak również demontowalne i wygodne. Pacjent może jeść, co chce i utrzymywać normalną higienę jamy ustnej, ponieważ nawiasy i druty nie stanowią przeszkody podczas szczotkowania i nitkowania4.

Ruch zębów bez opasek, zamków i drutów został opisany już w 1945 r. przez Keslinga5 , który zgłosił zastosowanie elastycznego urządzenia do pozycjonowania zębów. Później wprowadzono różne rodzaje urządzeń nakładkowych, takie jak urządzenie do wykonywania konturów zębów6, niewidoczne uchwyty7,[8], urządzenie Essix9, Clear aligner10, Invisalign appliance11, Orthoclear, Clearsmile, Simpli5, 3D Ortholine. Chociaż na rynku dostępnych jest tak wiele marek przezroczystych urządzeń z tworzyw sztucznych, literatura ortodontyczna opisuje kilka z nich.

Niektóre wyrównywacze są wykonywane ręcznie poprzez zresetowanie zębów w modelu gipsowym, takim jak Essix i Clear Aligner, podczas gdy inne wykorzystują technologię komputerową 3D do produkcji serii sekwencyjnych wyrównywaczy, takich jak Invisalign i 3D Ortholine. Wyrównywacze te były początkowo stosowane w leczeniu wad zgryzu od łagodnego do umiarkowanego, ale obecnie ich zakres został rozszerzony w celu leczenia bardziej złożonych wad zgryzu.

Niezależnie od typu, wszystkie aparaty wyrównujące są wystarczająco wydajne, aby pomyślnie i niepozornie zakończyć leczenie ortodontyczne w tym samym odstępie czasu w porównaniu z aparatami stałymi12. Przyszły rozwój tej technologii może jeszcze poprawić sprawność biomechaniczną tych urządzeń. Urządzenia te są więc zdecydowanie "*ortodoncją następnej generacji*".

PRZEGLĄD LITERATURY

Początkowo sugerowano ruch zębów przez kolejne etapy, indywidualnie zaplanowane przez zespół w odlewach, oraz zastosowanie aparatów elastomerowych:

REMENSYNDER13 (1926), kiedy wprowadził urządzenie do masażu dziąseł FLEX-O-LITE, za pomocą którego zgłaszał drobne ruchy zębów oraz

KESLING5 (1945), kiedy to wprowadził aparat wulkanitowy zwany "pozycjonerem zębów" jako metodę uszlachetniania końcowego etapu wykończenia ortodontycznego po oczyszczeniu zębów. Pozycjoner był jednoczęściowym giętkim urządzeniem gumowym wykonanym na idealnych woskowych zestawach dla pacjentów, których podstawowe leczenie było kompletne. Praktyczną zaletą pozycjonera była jego zdolność do artystycznego ustawiania zębów i zachowania osiowania zębów osiągniętego poprzez podstawowe leczenie konwencjonalnymi aparatami stałymi. Różne drobne ruchy zębów mogą być włączone do pozycjonera. Kesling przewidział, że niektóre główne ruchy zębów można również wykonać za pomocą szeregu pozycjonerów wykonanych z sekwencyjnych ruchów zębów na planie leczenia.

Choć płyty termoplastyczne produkowane są już w 1896 roku, termoformowanie jako proces było znane dopiero w 1950 roku.

W **1964 roku NAHOUM6** opublikował artykuł opisujący jego "próżniowo ukształtowany aparat konturujący zęba". W przeciwieństwie do jego kolegów, którzy używali domowych systemów odkurzania do tworzenia urządzeń na zmodyfikowanym odlewie, Nahoum wykorzystywał

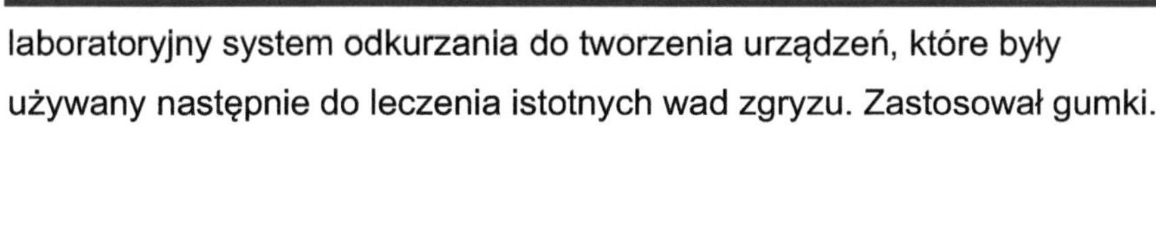

laboratoryjny system odkurzania do tworzenia urządzeń, które były używany następnie do leczenia istotnych wad zgryzu. Zastosował gumki.

i stosowanych systemów mocowania, które są nadal stosowane w tym błędnie uznawanym za rewolucyjnie nowy system przemieszczania zębów.

W **1974 r. MODLIN14** zgłaszał wyrównanie zębów za pomocą urządzeń formowanych próżniowo.

W **1971 roku PONITZ7** wprowadził podobne urządzenie zwane "niewidocznym uchwytem", wykonane na modelu wzorcowym, który przyimportował zęby z woskiem bazowym. Twierdził, że to urządzenie może wytwarzać ograniczone ruchy zębów.

W **1985 r. Mc NAMARA i inni8** opisali zastosowanie, skuteczność i wytwarzanie niewidocznych uchwytów.

SHERIDAN i inni opracowali później technikę obejmującą interproksymalną redukcję zębów i progresywne wyrównywanie zębów przy użyciu przezroczystych aparatów Essix. Technika ta opierała się na propozycji Keslinga, ale prawie każdy ruch zęba wymagał nowego ustawienia modelu i tym samym nowego zestawu wycisków podczas prawie każdej wizyty, przez co technika ta była nadmiernie czasochłonna.

W **1993 roku SHERIDAN i inni9** opublikowali wykorzystanie systemu ESSIX SYSTEM do produkcji uchwytów. Opisali oni sposób wytwarzania uchwytu cuspid do cuspid oraz nadzór telefoniczny nad nim. Według nich była to praktyczna i przyjazna dla pacjenta metoda prawdziwej, trwałej retencji. Wspomnieli również o innych zastosowaniach aparatu Essix, takich jak redukcja sił zgryzu podczas przesuwania zębów tylnych z mechaniką usuwania wirnika powietrznego, tymczasowy most dla brakujących zębów przednich.

ząb, strażnicy nocni na bruksizm i samoloty do gryzienia w celu odciążenia wspornika impingement.

W **1994 roku firma SHERIDAN et al15** wykorzystywała technologię Essix do produkcji tymczasowych mostów przednich. Stwierdzili, że tymczasowy most Essix jest lepszy pod każdym względem od konwencjonalnych urządzeń. Most Essix był prosty, niedrogi, estetyczny i efektywny w utrzymaniu.

W **1994 roku SHERIDAN i wsp. 16** opisali zastosowanie aparatu Essix do drobnych ruchów zębów z podziałami i oknami. Divot powstał przez podgrzanie końcówki Divotera i punktowe termoformowanie projekcji do aparatu w kierunku powierzchni zęba. Okno zostało wycięte po przeciwnej stronie, dzięki czemu stworzono przestrzeń, do której ząb mógł się przenieść. Metoda ta była prosta, mniej czasochłonna i mogła być wykonana w gabinecie w porównaniu z metodą konwencjonalną, polegającą na przeróbce odlewu poprzez zresetowanie zębów lub usunięcie tynku na ząb, który ma być przeniesiony i zablokowanie przestrzeni dla niego za pomocą wosku.

W **1995 roku firma SHERIDAN et al17** wprowadziła proces termosealingu do urządzenia Essix, aby połączyć elastyczność przednią i stabilność tylną w jednym urządzeniu. Termozgrzewanie to proces, w którym dwie płyty z tworzywa sztucznego są połączone termicznie, a pomiędzy nimi znajduje się sztywny kompozyt. Modyfikacja ta rozszerzyła zastosowania Essix o urządzenie do korekcji przyzwyczajenia, urządzenie do stabilizacji tylnej, urządzenie do pionowania trzonowego, urządzenie do utrzymywania przestrzeni i płaszczyzny zgryzowe, przy jednoczesnym zachowaniu zalet minimalnej objętości przedniej (poniżej 0,5 mm), niewidoczności i niskich kosztów.

W **1996 roku, SHERIDAN18** rozszerzył zastosowanie urządzenia Essix jako urządzenia do wyboru uchwytów. Po prostu przymocował klamry do powierzchni twarzy.

aby pacjenci mogli dokonać wyboru spośród aparatów Essix, które najbardziej im odpowiadają. To zwiększyło zainteresowanie prezentacją przypadku, a pacjenci zawsze doceniają dodatkowe usługi.

W **1996 r. firma BALLARD & SHERIDAN19** przeprowadziła badanie w celu ustalenia, czy zmodyfikowany uchwyt Essix może służyć jako przednia kotwica przeciwdziałająca przedniemu wektorowi siły wytwarzanej przez zdejmowanie wirnika powietrznego. Wybrano 6 studentów stomatologii męskiej i 4 studentki z głównym zarzutem umiarkowanego (4-6 mm) tłoczenia siekaczy żuchwowych. Dla każdego z badanych wykonano aparat żuchwowy cuspid-to-cuspid Essix, a usuwanie wirnika powietrznego wykonano w odcinkach policzkowych od mezjalnego do drugiego trzonowca. Zęby tylne przesuwały się dystalnie, po kolei za pomocą sprężyn Nitinolowych ze sprężoną spiralą. W przypadku cefalogramów bocznych nie stwierdzono istotnych różnic w leczeniu wstępnym i po leczeniu, co wskazywało na to, że kotwy Essix nie były przemieszczane przez wektory siły przedniej sprężyn zwojowych. Stwierdzili, że kotwice Essix są cennymi kotwicami przednimi.

W **1997 r. RINCHUSE & RINCHUSE20** opisały aktywny ruch zębów za pomocą urządzeń opartych na Essix. Przedstawiono 4 opisy przypadków, tj. włączenie sprężyny palcowej do aparatu w celu skorygowania zgryzu przedniego pojedynczego zęba i innego z kłem przemieszczonym językowo, wyrównanie psa pozamacicznego za pomocą przystawek i elastycznych elementów wraz z aparatem, rozszerzenie szczęki w przypadku wad zgryzu klasy III.

W **1997 r. WANG21** opisał nowy uchwyt z tworzywa termoplastycznego, który był cieńszy i mocniejszy w porównaniu z uchwytem Essix. Uchwyt został wykonany z termoplastycznego materiału szyny 0,5 mm, który został zredukowany do 0,25-

0.30 mm po formowaniu termicznym. Sztywność i wytrzymałość zostały zwiększone poprzez zastosowanie cylindrycznie wygiętego materiału. Doszedł do wniosku, że przy tego typu współpracy z pacjentem z uchwytem i wyniki kliniczne były znakomite. Wzmocnione kołnierze ułatwiły demontaż urządzenia i zwiększyły sztywność urządzenia.

W **1997 r. SHERIDAN i wsp. 22** opisali metodę wymuszonej retencji amplifikowanej do utrzymywania skorygowanych przednich otwartych ukąszeń za pomocą aplikacji Essix. Wiązało się to z zastosowaniem konwencjonalnych uchwytów językowych połączonych na stałe z manspidami szczękowymi i żuchwowymi, haków Caplina i elastycznych materiałów wewnątrzustnych.

W **1998 roku, LINDAUER & SHOFF23** przeprowadził badanie mające na celu porównanie retencji urządzeń Essix z konwencjonalnymi uchwytami Hawleya. Gdy uchwyty Essix były stosowane zgodnie z zaleceniami, tj. tylko w nocy, były one równie skuteczne jak uchwyty Hawleya w utrzymywaniu korekt ortodontycznych. Pacjenci z grupy Essix nie wykazywali zwiększonej tendencji do występowania ukąszeń otwartych przednich.

W **1998 r. COLLETT24** stwierdził, że wyjmowane termoplastyczne uchwyty, takie jak urządzenia Essix, mają tę wadę, że nie pozwalają na pełne osadzenie okluzji. Można je przyciąć do formy owiniętej, ale to zmniejszyło ich wytrzymałość.

W **1999 roku, WHITE25** znalazł pewne trudności z uchwytów Essix jak pacjenci nie współpracowali nosić uchwytu i przyszedł z nawrotem i ich rodzice obwiniali ortodontę. W związku z tym opracował alternatywny plan retencyjny, aby zaspokoić potrzeby pacjentów i rodziców, jednocześnie zaspokajając własne potrzeby zawodowe. Użył trzonowo-trzonowego uchwytu Essix do łuku szczękowego i podał rurkę z żelem wybielającym do jego pacjentów dla pozytywnego wzmocnienia bielszych zębów. W łuku żuchwowym użył retainera kombinowanego, tj. 3-3 wiązanego uchwytu drutu i uchwytu Essix. Wyjaśnił pacjentom, że jeśli uchwyt drutu wiązanego zostanie zerwany, pobierze opłatę za jego ponowne podłączenie, a jeśli nie będą chcieli płacić, będą mogli użyć uchwytu Essix jako alternatywnego systemu nocnego. Ta strategia wydawała się dobrze funkcjonować.

W **1999 roku SHERIDAN & ARMBRUSTER26** omówił rolę aparatu Essix jako tacy, która może być wykorzystywana do wybielania zębów. Stwierdził, że wybielanie w praktyce ortodontycznej powinno być ograniczone do estetycznego powiększenia tylko w fazie retencji, a nie jako rutynowa praca.

W **2000 roku firma HILLIARD & SHERIDAN27 udzieliła** klinicznych wskazówek dotyczących regulacji urządzeń Essix przy katedrze. Jeśli urządzenie było zbyt luźne, można je dokręcić szczypcami Hilliard Undercut Enhancing w ciągu 10 sekund. Jeśli urządzenie było zbyt ciasne, podcięcia zostały zmienione skalpelem. Jeśli aparat nie osadził się prawidłowo z powodu niewielkiego nawrotu choroby, wykonano cięcie wzdłużne w tworzywie sztucznym po stronie twarzowej nawróconego zęba przy użyciu nożyczek lub skalpela. Jeśli urządzenie uderzało w dziąsło twarzy, przycinano je nożyczkami Mayo, aby zmniejszyć wysokość dziąseł nie więcej niż 1 mm.

W **2001 roku, SHERIDAN28 i wsp.** omówili potencjał urządzeń z tworzyw sztucznych z pełnym pokryciem, które mogą powodować demineralizację szkliwa i zmiany zgryzu. Stwierdził, że klinicysta powinien być świadomy tych skutków ubocznych i powinien poinformować pacjentów, aby można było podjąć kroki konieczne do zniwelowania lub przynajmniej zmniejszenia tych skutków.

W **2002 r. RINCHUSE & RINCHUSE29** opisał sposób mocowania gum poprzez wykonanie szczeliny w urządzeniu za pomocą nożyczek. Umożliwiło to zastosowanie każdego rodzaju elastycznej trakcji od urządzenia Essix do żuchwowego, od urządzenia Essix do stałych urządzeń ortodontycznych, od urządzenia Essix do maski twarzowej i innych opisanych przez klinicystę. Ta metoda mocowania gumy była lepsza niż inne metody, takie jak Hilliard Elastic Hook-Forming Thermoplier i haki kulowe formowane próżniowo w materiał Essix.

W **2003 roku TOROGLU i wsp. 30** opisali alternatywną metodę wzmacniania kotwienia przedniego za pomocą płyt Essix od przedtrzonowej do przedtrzonowej podczas dystrubucji trzonowej. Głównym celem tej techniki było wzmocnienie kotwienia przedniego poprzez dodanie pierwszych przedtrzonowców, kłów i siekaczy do jednostki kotwiącej. Celem drugorzędnym było usunięcie sił zgryzowych z zębów tylnych, a tym samym zwiększenie ruchu dystalnego górnych trzonowców.

W **2003 r. THEROUX31** opisał nową szczepionkę, która utworzyła retainer fazy 1. To była modyfikacja podstawowego urządzenia Essix. Pojedyncza warstwa materiału Essix nad stałymi siekaczami i pierwszym trzonowcem zapewniła dodatnią retencję urządzenia. Obszar podniebienny urządzenia to podwójna grubość materiału Essix, który był sztywny. Stosowano ją po zakończeniu fazy - 1 leczenia ortodontycznego, tylko z noszeniem nocnym. Uchwyt utrzymywał ekspansję podniebienia i pozycje siekacza, mógł być dostosowany do rozwoju zębów tylnych i nie kolidował z erupcją psa w porównaniu z konwencjonalnym uchwytem Hawleya.

W **2003 r. ARMBRUSTER i wsp. 32** zmodyfikowali podstawowe

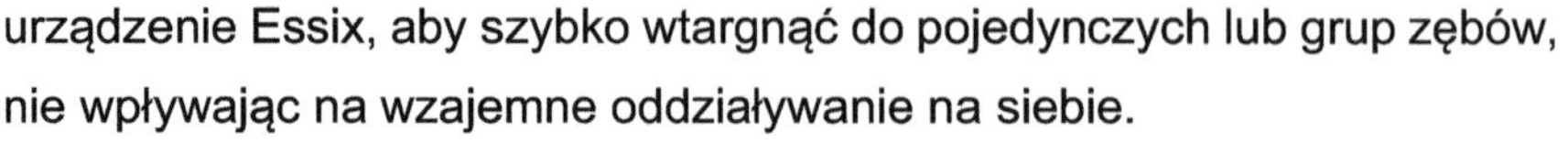

urządzenie Essix, aby szybko wtargnąć do pojedynczych lub grup zębów, nie wpływając na wzajemne oddziaływanie na siebie.

ruch sąsiednich zębów, tzn. prawdziwe włamanie przy użyciu aparatu Essix. Przycinają plastikowe pokrycie korony zęba, który ma być intruzowany. Dzięki elastycznym mechanizmom mocującym, takim jak przycinanie klapek retencyjnych, formowanie przycisków z termoplierem lub bezpośrednie łączenie przycisków z urządzeniem, gumy zostały umieszczone w konfiguracji "X" od powierzchni policzkowej do językowej.

W **2003 r. RAINTREE ESSIX33** opublikowała swoje czasopismo naukowe na temat wytwarzania, zmiany i przechowywania urządzeń Essix.

W **2004 r. GIANCOTTI i wsp. 34** używali aparatu Essix do wczesnego leczenia przedniego zgryzu poprzecznego u 8-letniego mężczyzny w uzębieniu mieszanym. Okazało się, że urządzenie Essix jest estetyczne, wygodne, a zgryz krzyżowy został skorygowany w krótkim czasie.

W **2004 roku, MORRIS i wsp. 35** opisali ważne zastosowania, wskazania, techniki produkcji i wyraźne zalety stosowania urządzeń termoformowanych Essix.

W **2004 roku SHERIDAN i wsp. 36** opisali sposób poruszania się zębów za pomocą kopca Essix. W tej technice na powierzchni zęba umieszczano niewielkie nasypy kompozytu, które przenosiły siłę na ząb docelowy, gdyż sprężyste tworzywo sztuczne powróciło do stanu spoczynku. Warstwa kompozytu była dodawana do progresywnego ruchu podczas kolejnych wizyt u pacjenta. Za pomocą tej metody opisano ruchy wargowe i językowe, ruchy obrotowe, ruchy boczne i ruchy momentu obrotowego.

W **2007 r. GILLL i wsp. 37** przeprowadzili badanie mające na celu porównanie schematów noszenia aparatów stałych typu Essix w odniesieniu do wyrównania zębów i zmian zgryzowych. 60

pacjenci byli losowo przypisywani do noszenia w pełnym lub niepełnym wymiarze czasu pracy w modelu Essix. Odlewy badawcze wykonano przed leczeniem, przy odkostnianiu i 6 miesięcy po odkostnianiu oraz wykonano różne pomiary. Obie grupy wykazały równoważność traktowania wstępnego dla większości zmiennych. W grupie retencyjnej w niepełnym wymiarze czasu pracy stwierdzono jedynie znaczne zmniejszenie nadżebitu i ugryzienia podczas aktywnego leczenia. Stwierdzili oni, że tylko nocne noszenie uchwytów Essix może być akceptowalnym schematem retencyjnym po użyciu urządzeń stacjonarnych.

W **2008 r. KWON i wsp. 38** ocenili właściwości siłowe i energetyczne (sprężystość) materiałów ortodontycznych nakładanych z tworzyw termoplastycznych (Essix A+ 0,508mm, 0,762mm, 1,016mm, Essix ACE 0,762mm, Essix C+ 1,016mm) oraz określili zmiany właściwości siłowych po cyklu termicznym lub powtarzających się cyklach obciążeniowych. Stwierdzono, że cienki materiał może dostarczyć więcej energii niż grube materiały tej samej marki. Dlatego też cienki materiał powinien być wybierany w tej samej marce materiału. Cykl termiczny nie miał wpływu na właściwości siłowe, lecz powtarzalny cykl obciążenia. W związku z tym należy wziąć pod uwagę efekt powtarzających się ugięć w trakcie eksploatacji.

Ograniczenia wszystkich urządzeń Essix były małą wielkością osiągniętych zmian, związanych z trudnościami technicznymi, do ręcznego podziału na etapy, ruch, pożądany w kilku małych progresywnych ruchów.

W **1997 r.** wraz z wprowadzeniem **urządzenia Invisalign**, dostępnego dla ortodontów w 1999 r., technologia Align Technology sprawiła, że propozycja Keslinga stała się znacznie bardziej praktyczna. Zamiast wymagać nowego ustawienia dla każdego nowego wyrównywacza, stworzenie urządzenia Invisalign wiąże się z komputerowo wspomaganym -

projektowanie i komputerowo wspomagana technologia produkcji (CAD-CAM), w połączeniu z technikami laboratoryjnymi, w celu wytworzenia serii pozycjonerów (alignerów), które mogą przesuwać zęby w małych przyrostach od około 0,25 do 0,3 mm.

ZIA CHISTI i KELSEY WIRTH, 2 studentów MBA z Uniwersytetu Stanforda, którym przypisuje się utworzenie technologii Align. Wirth miała tradycyjne aparaty ortodontyczne w szkole średniej (podobno ich nienawidziła). Chishti zakończył leczenie dorosłych tradycyjnymi aparatami ortodontycznymi, a teraz nosił przezroczysty plastikowy uchwyt. Zauważył, że jeśli przez kilka dni nie nosił uchwytu, jego zęby nieco się przesunęły - ale plastikowy uchwyt szybko przesunął zęby do tyłu w pożądanej pozycji. W 1997 r. wraz z Wirthem zastosował komputerową grafikę obrazowania 3D w dziedzinie ortodoncji oraz stworzył metodę Align Technologies i Invisalign11.

W **2000 roku BOYD et al39** opublikowało pierwsze badanie kliniczne przeprowadzone na Uniwersytecie Pacyfiku w Kalifornii, informujące o udanych wynikach leczenia w przypadkach o łagodnym zatłoczeniu i rozstawie między 3-6 mm.

W **2001 roku OWEN40** opisał przyspieszone leczenie Invisalign przy użyciu Accelerated Osteogenic Orthodontics (AOO), czyli kortykotomię wykonaną na zębach, które mają być przemieszczane ortodontycznie) w połączeniu z Invisalign. Leczył się tym połączonym zabiegiem. Mógłby skrócić czas leczenia o 14 miesięcy, zgodnie z przewidywaniami Align Technology, do 3 miesięcy dzięki tej przyspieszonej technice. Również dyskomfort był stosunkowo mniejszy.

W **2002 r. BOYD & VLASKALIC41** przedstawili leczenie pacjentów z bardziej złożonymi problemami ortodontycznymi, wymagającymi poszerzenia zębów, klasa II.

lub korekcja klasy III, leczenie ekstrakcyjne i korekcja głębokiego nadgryzienia za pomocą urządzenia Invisalign. Zgłosił udane wyniki leczenia bardziej złożonych wad zgryzu z doskonałą zgodnością pacjenta, mniejszym dyskomfortem i poprawą estetyki i higieny jamy ustnej w porównaniu z urządzeniami stałymi.

W **2002 r. MILLER i wsp. 42** opublikowali raport o przypadku 24-letniej pacjentki z niższym tłoczeniem siekaczy. Z powodzeniem leczono ją ekstrakcją jednego dolnego siekacza z systemem Invisalign. Był to pierwszy przypadek ekstrakcji dolnego siekacza, w którym zastosowano Invisalign, a czas leczenia był porównywalny z czasem leczenia urządzeń stacjonarnych. Stwierdzono, że zamknięcie przestrzeni ekstrakcyjnej nastąpiło w wyniku wywrócenia się dolnego siekacza w przestrzeni ekstrakcyjnej.

W **roku 2002, WONG43** przedstawił krótki przegląd techniki zastosowanej w systemie Invisalign.

W **2002 r. MILLER & DERAKHSHAN44 przedstawiły** przegląd systemu Invisalign, a także opisały leczenie 46-letniego mężczyzny z głębokim zgryzem, górnym siekaczem i głęboką krzywą Spee with Invisalign. Głębokie ugryzienie było leczone przez wystające dolne siekacze, które wyrównywały również głęboką krzywą Spee. Górne siekacze zostały cofnięte i cofnięte, a leczenie zostało pomyślnie zakończone w ciągu 14 miesięcy.

W **2002 r. WOMACK i wsp. 45** opublikowali raport o przypadku 31-letniego mężczyzny, u którego doszło do poważnego zatłoczenia z powodu nawrotu choroby, leczonego urządzeniem Invisalign. Za pomocą tego urządzenia, łuki zostały rozszerzone, a tłum został skorygowany bez ponownego oszacowania. Ten zabieg oferował

pacjenta wyjmowane urządzenie estetyczne, które ułatwiało higienę jamy ustnej, jednocześnie uzyskując doskonałe wyniki leczenia.

W **2002 roku BISHOP i wsp. 4 przedstawili** krótki przegląd Invisalign i przedstawili 2 doniesienia o przypadkach pacjentów z umiarkowanym tłoczeniem i odstępami. Oba przypadki były leczone z powodzeniem, spełniając cele leczenia ortodonty i zapewniając estetyczny sposób leczenia.

W **2002 roku, VLASKALIC & BOYD46** opisał ewolucję kliniczną urządzenia Invisalign w oparciu o studium wykonalności zapoczątkowane na Uniwersytecie Pacyfiku w 1997 roku. Protokół obejmował 40 osób podzielonych na 3 fazy w zależności od stopnia zaawansowania wady zgryzu. Stwierdzono, że Invisalign jest realną alternatywą dla tradycyjnej terapii aparatem stałym i ruchomym w wybranych przypadkach.

W **2002 r. LEE i wsp. 47** przeprowadzili badanie pilotażowe w celu zbadania dokładności i skuteczności leczenia Invisalign. Szerokość międzybiegunowa żuchwy mierzona na wyrówniarce była większa niż szerokość z oryginalnego obrazu wycisku, z zniekształceniem 3,456%. Wymiar pojedynczy zęba (dla lewego siekacza centralnego żuchwy) wynosił 4,745%. Dokładność procesu wytwarzania Invisalign mieściła się w dopuszczalnym zakresie.

W **2003 roku BEERS et al48** opisali komputerowo wspomaganą technologię wykorzystywaną w systemie Invisalign. Przedstawił ogólne problemy związane z opracowaniem wirtualnego modelu uzębienia pacjenta odpowiedniego do stosowania w ortodoncji, wykonaniem planu leczenia na wirtualnym modelu uzębienia oraz przeanalizowaniem, jak dokładnie wirtualny plan leczenia wykonany w jamie ustnej pacjenta.

W **2003 roku**, w pierwszym badaniu klinicznym, **BOLLEN i wsp. 49** porównali wpływ sztywności materiału i częstotliwości aktywacji na zdolność do zakończenia leczenia Invisalign. Autorzy doszli do wniosku, że osoby z 2-tygodniową częstotliwością aktywacji, brakiem planowanych ekstrakcji i niską oceną rówieśników mają większe szanse na ukończenie wstępnej serii alignerów Invisalign. Ogólny wskaźnik kompletności początkowych wyrównywaczy dla pacjentów, u których wyekstrahowano 2 lub więcej przedtrzonowców wynosił tylko 29%. Wszystkie podmioty, które ukończyły początkową serię wyrównywaczy, wymagały udoskonalenia sprawy lub przejścia na urządzenia stacjonarne.

W **2003 r.** w drugim badaniu klinicznym **CLEMENTS i wsp. 50** porównali wpływ sztywności materiału i częstotliwości aktywacji na jakość leczenia mierzoną zmianami w wynikach oceny rówieśniczej. Autorzy doszli do wniosku, że aparaty wyrównujące odniosły największy sukces w poprawie wyrównania przedniego, umiarkowany sukces w poprawie linii środkowej i naddziąsłowej oraz najmniejszy sukces w poprawie zgryzu policzkowego, relacji poprzecznych i nadgryzienia. Miejsca ekstrakcji pojedynczych siekaczy żuchwowych wykazały znacznie większe zamknięcie przestrzeni niż miejsca ekstrakcji przedtrzonowej lub szczękowej.

W **2003 roku MILLER i wsp. 51** przeprowadzili badanie mające na celu ocenę skuteczności i dokładności trójwymiarowych komputerowych systemów predykcyjnych. Wykorzystano narzędzie do nakładania modelu cyfrowego Treat III [TM firmy] Align Technology w celu określenia, czy jeden operator mógłby wielokrotnie nakładać na siebie dwa identyczne modele cyfrowe przy użyciu 12 wybranych punktów z rugi podniebiennej w 10 próbach. Narzędzie to zostało następnie zastosowane do leczenia ortodontycznego jednego uczestnika. Autorzy odkryli, że używanie podniebienia jako stabilny punkt odniesienia wydawał się dobrze działać, a ocena pojedynczego przypadku wykazała, że miało miejsce wiele, ale nie wszystkie planowane ruchy.

W **2003 r. firma KUO & MILLER52** opisała zautomatyzowaną technologię produkcji na zamówienie stosowaną w systemie Invisalign.

W **2003 r. CHENIN i wsp.** 3 przypadki zatłoczenia szczękowego i żuchwowego leczone 3 różnymi metodami leczenia, takimi jak redukcja efektu interproksymalnego, ekspansja i ekstrakcja dolnego siekacza przy użyciu Invisalign. Niewielkie zatłoczenie łuku zostało rozwiązane poprzez proste wyrównanie zębów. W przypadkach, w których konieczne było utrzymanie szerokości łuku tylnego, rozważano redukcję międzyproksymalną lub ekstrakcję dolnego siekacza. W przypadku możliwości poprawy szerokości tylnej i pozycji siekacza, urządzenie skutecznie wykorzystywało tylną ekspansję i nachylenie siekacza.

W **2003 roku JOFFE53**, na podstawie własnych doświadczeń klinicznych z ponad 60 przypadkami Invisalign, opisał technikę Invisalign. Dokonał przeglądu technologii stojącej za Invisalign i jej rozwoju. Podkreślił również technikę kliniczną, zalety i wady stosowania Invisalign.

W **2004 r. LAU & WEY54 przedstawiły** krótki przegląd technologii Invisalign. Przedstawili oni 2 doniesienia o przypadkach, jeden z tłumem i głębokim zgryzem, a drugi z górnym odstępem przednim.

W **2004 roku SCHUSTER i wsp. 55** badali strukturę urządzeń Invisalign po ekspozycji wewnątrzustnej oraz jakościowo i ilościowo scharakteryzowali substancje wymywane z wyrównywaczy po przyspieszonym starzeniu in vitro. Pobrane urządzenia wykazywały znaczną zmienność morfologiczną w porównaniu z otrzymanymi próbkami.

polegające na ścieraniu końcówek wędzidełka, adsorpcji liczb całkowitych i zlokalizowanym zwapnieniu wytrąconego biofilmu w miejscach stagnacji. Segmenty buccal pobieranych urządzeń wykazały wzrost twardości, co można przypisać pracy z zimnem spowodowanej żucie, jednak nie znano klinicznych konsekwencji tego wpływu na mechanoterapię. Stwierdzono, że urządzenia starzejące się i odzyskiwane in vitro nie wypłukują żadnej możliwej do prześledzenia ilości substancji w roztworze starzejącego się etanolu.

W **2005 r. TURPIN56** omówił potrzebę przeprowadzenia większej liczby badań klinicznych w celu udzielenia odpowiedzi na pytania dotyczące Invisalign. Zasugerował, że skuteczność Invisalign powinna być oceniana przy użyciu systemu obiektywnej oceny American Board of Orthodontics (ABO).

W **2005 r. ELIADES57** systematycznie analizował różnorodność i potencję różnych zmiennych starzenia wpływających na morfologię, strukturę i właściwości mechaniczne polimerowych i metalowych materiałów ortodontycznych. Odnotowano wzrost twardości, zużycia i zwapnienia wyrównywaczy Invisalign.

W **2005 r. DJEU i wsp. 12** retrospektywnie porównali wyniki leczenia pacjentów z Invisalign z wynikami leczenia pacjentów z konwencjonalnymi urządzeniami stacjonarnymi, wykorzystując amerykański system klasyfikacji obiektywnej Rady Ortodoncji (ABO). Autorzy donieśli, że grupa Invisalign uzyskała średnio o 13 punktów więcej i osiągnęła wskaźnik przejścia o 27% niższy niż grupa urządzeń stacjonarnych. Wyniki dotyczące inwalidztwa były istotnie niższe w odniesieniu do korygowania tylnego momentu obrotowego, kontaktów okluzyjnych, relacji okluzyjnych przednio-posterioralnych i naddziąsłowych. Mocną stroną Invisalign była jego zdolność do zamykania przestrzeni i korygowania przednich obrotów i krańcowych wysokości kalenicy.

W **2005 roku BOYD58** zademonstrował stosowanie aparatów Invisalign wraz z aparatami stałymi w dwóch najtrudniejszych typach pacjentów ortodontycznych - przypadkach szkieletowych klasy III wymagających jedno- lub dwuszczękowych, wielosegmentowych operacji ortognatycznej.

W **2005 r. LAGRAVERE59** przeprowadził systematyczny przegląd systemu. Autorzy nie mogli wyciągnąć z tego samego wniosku na temat wskazań, ograniczeń i wyników stosowania systemu Invisalign, ponieważ autor nie znalazł żadnych badań, które określałyby ilościowo efekty leczenia lub realizację celów leczenia z jego wykorzystaniem.

W **2006 r. TUNCAY11** wydał publikację na temat koncepcji Invisalign i jej zarządzania klinicznego.

W **2006 r. TURATTI et al60** wykazały wtargnięcie górnych siekaczy przy użyciu wyłącznie ruchomych aparatów Invisalign u dorosłego pacjenta z chorobą przyzębia. Pacjent miał protezę tylną. Przy użyciu przystawek uzyskano czysty, sekcyjny wtargnięcie przednie z wykorzystaniem tej samej biomechaniki, co technika segmentowo-archemiczna.

W **2006 roku RYOKAWA61** przeprowadziła badanie mające na celu ocenę właściwości mechanicznych termoplastycznych materiałów dentystycznych w symulowanym środowisku jamy ustnej. Oceniono osiem termoplastycznych produktów stomatologicznych - EVA (Bioplast), PE (Copyplast), PETG (Duran), PP (Hardcast), PC (Imprelon "S"), A+ (Essix A+), C+ (Essix C+) oraz PUR (Invisalign): (1) 2-tygodniowe badanie absorpcji wody, (2) badanie zmiany grubości z termoformowaniem i absorpcją wody, (3) próba rozciągania w temperaturze pokojowej (23. 8°C) i w symulowanym środowisku wewnątrzustnym (37. 8°C). Wyniki sugerowały, że

właściwości mechaniczne dentystycznych materiałów termoplastycznych różniły się w zależności od czynników środowiskowych. Ponadto na zmianę zachowania miała wpływ struktura molekularna i orientacja. Zastosowanie materiałów termoplastycznych do ortodontycznego ruchu zębów wymagało wystarczającego zrozumienia właściwości materiału, optymalnego doboru materiału i konstrukcji.

W **2006 r. WOMACK62** wykazał zdolność urządzenia Invisalign do leczenia złożonego przypadku wymagającego usunięcia czterech pierwszych przedtrzonowców. Używał przystawek na zębach tylnych, jak również na kłach. Stwierdził, że załączniki były krytyczne w przypadkach ekstrakcji.

W **2006 r. BOYD et al63** dokonali przeglądu leczenia ortodontycznego sześciu różnych pacjentów, którzy otrzymali demontowalne wyrównywacze. Przypadki te obejmowały korektę głębokiego nadgryzienia, ugryzienia otwartego, łagodnego do umiarkowanego tłoczenia, dużego nadżebrowania, przypadki wymagające ekstrakcji przedtrzonowych, obecność wielu uzupełnień oraz przypadki wymagające leczenia periodontologiczno-restoratywnego. Raport wykazał, że szeroki wachlarz przypadków może być skutecznie leczony, pod warunkiem, że przypadki te zostaną dokładnie przejrzane na wczesnym etapie procesu z wykorzystaniem oprogramowania Invisalign's ClinCheck w celu określenia biologicznej i biomechanicznej wykonalności leczenia.

W **2006 r. GIANCOTTI & RONCHIN64** zademonstrowały zastosowanie urządzeń Invisalign w leczeniu przedrestauratorskim nierosnącego pacjenta. System Invisalign został z powodzeniem wykorzystany do wtargnięcia i wyprostowania trzonowego i stworzył przestrzeń do wymiany protetycznej.

W **2007 r. MILLER i wsp. 65** ocenili perspektywicznie różnice w jakości wpływu na życie pomiędzy podmiotami leczonymi przy pomocy Invisalign aligners.

i tych ze stałymi urządzeniami podczas pierwszego tygodnia leczenia ortodontycznego. Stwierdzono, że dorośli leczeni preparatami Invisalign doświadczyli mniej bólu i mniej negatywnego wpływu na ich życie w pierwszym tygodniu leczenia ortodontycznego niż osoby leczone aparatami stałymi.

W **2007 r. PHAN & LING66** nakreśliły niektóre ograniczenia kliniczne związane z systemem Invisalign, które lekarz powinien rozpoznać przed wyborem opcji leczenia.

W **2007 roku MIETHKE i wsp. 67** porównywali stan zdrowia przyzębia pacjentów w trakcie leczenia systemem Invisalign i stałymi urządzeniami językowymi. Ogólnie rzecz biorąc, pacjenci z Invisalign((R)) wykazali znacznie lepiej zmodyfikowane wskaźniki. Jednak głębokość sondowania bruzdy była bardzo podobna w obu grupach terapeutycznych. Autorzy doszli do wniosku, że chociaż wszystkie zęby i części zrogowaciałej dziąsła są pokryte niemal przez cały dzień leczenia Invisalign, ryzyko przyzębia jest mniejsze niż w przypadku stałych aparatów językowych. Może to wynikać z faktu, że wyrównywacze można wyjmować, co pozwala na niezakłóconą higienę jamy ustnej. W przeciwieństwie do tego, powierzchnie zębów językowych były bardzo trudne do oczyszczenia, gdy były wyposażone w aparat stały.

W **2007 r. KUNICO i wsp. 68** porównali postretencyjne zmiany zębowe u pacjentów leczonych Invisalign i konwencjonalnymi aparatami stałymi, stosując obiektywny system klasyfikacji ABO. Grupa Invisalign składała się z pacjentów leczonych w 2005 r. w badaniu wyników leczenia12. Autorzy donieśli, że pacjenci leczeni Invisalign mieli więcej nawrotów niż leczonych aparatami stałymi, szczególnie w zębach przednich szczęki.

W **2008 r. w BOYD69** wykazano zastosowanie Invisalign w przypadku chirurgicznym, dokonano przeglądu poprzednich badań Invisalign, wykazując istotne ograniczenia dla skomplikowanych ruchów zębów, a aktualne doniesienia o skutecznym leczeniu wad zgryzu od umiarkowanych do ciężkich, przypisując je postępowi technologicznemu w systemie w ciągu dekady jego istnienia.

W **2008 roku KOUMPIA et al70** retrospektywnie porównała skuteczność wyraźnych wyrównywaczy (Invisalign) do jednego z ich współczesnych urządzeń drucianych (Damon) w leczeniu łagodnych/umiarkowanych wad włącznie z wykorzystaniem amerykańskich wskaźników Ortodoncji (ABO). Wyniki Invisalign były istotnie niższe w przypadku kontaktów okluzyjnych, a wyniki Damona były niższe w przypadku relacji grzbietowych. Inne wyniki, takie jak wyrównanie, skłonność językowa, odrzut, kontakty interproksymalne i kątowanie korzeni, nie były istotne statystycznie, co wskazuje, że oba systemy były równie skuteczne.

W **2008 r. BARBAGALLO i wsp. 71** badali ilościowo, przy użyciu mikroskopu rentgenowskiego CT, ilość OIIRR (ortodontycznie indukowanej zapalnej resorpcji korzeni) indukowanej przez sekwencyjnie wyjmowane urządzenia termoplastyczne ClearSmile oraz w celu porównania efektów z efektami ciężkich i lekkich konwencjonalnych sił ortodontycznych i bez siły. Stwierdzono, że zęby kontrolne miały najmniej resorpcji. Zęby o małej sile nacisku miały około 6 razy większą resorpcję niż zęby kontrolne. Zęby aparatu termoplastycznego miały podobne, ale nieco większe zęby.

resorpcja w porównaniu z zębami o lekkiej sile nacisku, czyli około 6 razy większa niż zęby kontrolne. Ciężkie zęby siłowe miały największą resorpcję, około 9 razy większą niż w przypadku kontroli. Stwierdzono, że wyraźne wyjmowane urządzenia termoplastyczne mają podobny wpływ na cement korzeniowy jak lekkie (25g) siły ortodontyczne przy urządzeniach stałych.

W **2008 roku BREZNIAK72** omówił urządzenia z czystego tworzywa sztucznego z biomechanicznym punktem widzenia.

W **2008 roku, WOMACK & DAY73** zgłosiły przypadek, który był leczony operacją Invisalign i ortognatyczną i nie użyto żadnego urządzenia stałego. Przypadek ten wykazał, że umieszczenie aparatów stałych nie zawsze było konieczne przed operacją ortognatyczną, nawet w obecności złożonych problemów ortodontycznych, chirurgicznych i medycznych.

W **2008 r. KRAVITZ i wsp. 74** ocenili prospektywnie wpływ przystawek i redukcji międzyproksymalnej na kły poddawane ruchowi obrotowemu z Invisalign. Stwierdzono, że średnia dokładność rotacji psa z Invisalign wynosiła 35,8%. Nie stwierdzono istotnych różnic między grupą przyłączeniową, grupą redukcji interproksymalnej i grupą kontrolną. Stwierdzono, że połączenia pionowo-elizoidalne i redukcja interproksymalna nie wpłynęły istotnie na poprawę dokładności obrotu psów z systemem Invisalign.

W **2008 r. BREZNIAK & WASSERSTEIN75** zgłosiły przypadek resorpcji korzeni po leczeniu za pomocą Invisalign aligners. Stwierdzili oni, że wywołane ortodontycznie zjawisko zapalnej resorpcji korzeni (OIIRR) może się nieprzewidywalnie pojawić w przypadku leczenia wyrównawczego, tak jak miało to miejsce we wszystkich innych metodach leczenia ortodontycznego.

W **2008 r. BALDWIN i wsp. 76** przeprowadzili badanie mające na celu opisanie ruchu zębów sąsiadujących z przedtrzonowymi przestrzeniami ekstrakcyjnymi podczas zamykania przestrzeni za pomocą aparatów wyrównujących (Invisalign), a następnie aparatów stałych. Autorzy stwierdzili, że leczenie wyrównującymi się zębami spowodowało znaczne przewrócenie się zębów sąsiadujących z miejscami ekstrakcji przedtrzonowej. Po nich następowały aparaty stałe, zęby te były znacznie wyprostowane. Leczenie przedłużono średnio do 40 miesięcy. W związku z tym stwierdzono, że wywrócenie zęba występuje w przedtrzonowych przestrzeniach ekstrakcyjnych leczonych wyrównywaczami, które mogą być korygowane za pomocą aparatów stałych, ale ten podwójny sposób leczenia wymaga więcej czasu niż leczenie za pomocą samego aparatu stałego.

W **2008 r. BOYD77** opisał liczne ulepszenia wprowadzone do protokołu w zakresie stosowania systemu Invisalign. Ulepszenia obejmowały korektę przednią/tylną, etapową redukcję interproksymalną, etapową redukcję ruchów zębów, mocowań i etapowe ruchy zębów.

W **2008 roku, ROCKE78** opisał prostą, pośrednią technikę umieszczania elementów Invisalign, która zapewniła precyzyjne umieszczenie elementów mocujących z małą lampą błyskową.

W **2008 r. GIANCOTTI79** opisał zastosowanie aparatów Invisalign do korekcji głębokiego ugryzienia u dorosłych pacjentów z prawidłowymi wzorcami szkieletu. Stwierdził, że leczenie głębokiego ugryzienia u pacjenta z normalnym wzorem szkieletu powinno mieć na celu szybkie usunięcie siekaczy żuchwowych i poprawę wyglądu siekaczy bez spłaszczania łuku uśmiechu.

W **2009 r. KRAVITZ et al80** prognostycznie ocenili skuteczność ruchu zębów za pomocą Invisalign. Zmierzył 401 zębów przednich z wirtualnych modeli 37 uczestników leczonych Invisalign. Odkrył, że dokładność ruchu zębów z Invisalign wynosiła 41%. Najdokładniejszym ruchem było zwężenie językowe (47,1%), a najmniej dokładnym ruchem było wytłaczanie (29,6%) - szczególnie wytłaczanie siekaczy centralnych szczękowych (18,3%) i żuchwowych (24,5%), a następnie mezjodystalne wywrócenie kłów żuchwowych (26,9%). Dokładność rotacji psa była znacznie mniejsza niż w przypadku wszystkich innych zębów, z wyjątkiem siekaczy bocznych szczękowych. Przy ruchach obrotowych większych niż 15°, dokładność obrotu kłów szczękowych znacznie spadła. Językowa końcówka korony była znacznie dokładniejsza niż końcówka korony wargowej, szczególnie w przypadku siekaczy szczękowych. Wyniki te wskazują na potrzebę lepszego zrozumienia biomechaniki systemu Invisalign.

W **2009 roku, JONES et al81** przeprowadzili badanie mające na celu ocenę retencji zapewnianej przez mocowania o różnych kształtach i pozycjach poprzez pomiar odporności wyrównywacza na przemieszczenia pionowe. Do przeprowadzenia badania wykorzystały one alignery Simpli5 . Stwierdzono, że pozycjonowanie przystawek w sposób bardziej dziąsłowy zapewnia maksymalną retencję. Również prostokątne mocowanie pionowe było bardziej retencyjne w porównaniu z mocowaniem poziomym ukosowanym, a ukosowanie w kierunku zgryzu było bardziej retencyjne w porównaniu z mocowaniem ukosowanym pierścieniowo. Autorzy doszli do wniosku, że dokładne zrozumienie właściwości retencyjnych różnego rodzaju załączników jest niezbędne przy planowaniu ruchów zębów przy użyciu ruchomych wyrównywaczy.

W **2009 r. TUNCAY i wsp. 82** przeprowadzili badanie mające na celu zmierzenie skuteczności klinicznej wskaźnika zgodności wprowadzonego przez technologię Align w okresie 3 miesięcy. Wyniki tego badania wykazały, że wskaźnik zgodności koloru miał duże szanse na poprawę skuteczności i efektywności leczenia ortodontycznego z użyciem wyraźnych wyrównywaczy.

W **2009 r. ELIADES et al83** badali in vitro cytotoksyczne i estrogenne właściwości urządzeń Invisalign. Nie stwierdzono obecności cytotoksyczności na ludzkich fibroblastach dziąsłowych oraz braku stymulacji proliferacji linii komórkowej MCF-7 w jakimkolwiek stężeniu. Tak więc stwierdzono, że urządzenia Invisalign nie wydają się wywoływać efektów estrogenowych.

Koncepcja **CLEAR ALIGNER** i budowanie marki alternatywnego taniego systemu aparatów ortodontycznych zarówno dla ortodontów, jak i stomatologów ogólnych, została wprowadzona przez **TAE WEON KIM w 2004 roku**. System wykorzystuje pomoc cyfrową w połączeniu z ręczną manipulacją do produkcji wyrównywaczy.

KIM84 (2007) jest autorem podręcznika Clear Aligner Manual.

W **2007 r. KIM i ECHARRI10** opisały wskazania, ograniczenia, protokół laboratoryjny i kliniczny Clear Aligner.

W **2008 roku NAMIRANIANIAN85** badał wpływ grubości wyrównywacza na produkcję naprężeń i stwierdził, że grube i średnie wyrównywacze mają większe szanse na uzyskanie efektywnego ruchu zębów niż cienkie wyrównywacze.

W **2009 r. PARK & KIM86** opisały wyrównywarki Cow Catch clear

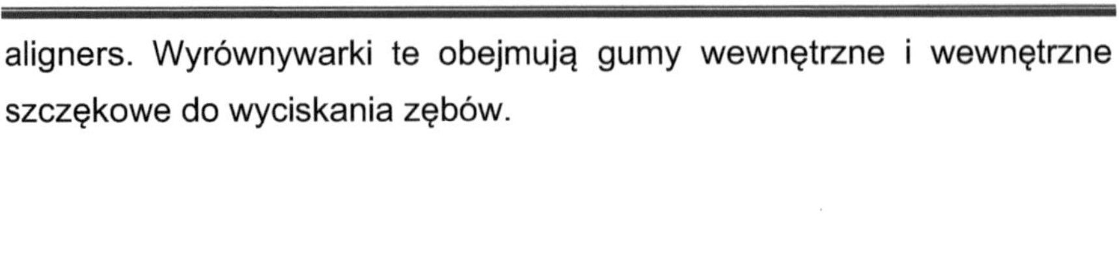

aligners. Wyrównywarki te obejmują gumy wewnętrzne i wewnętrzne szczękowe do wyciskania zębów.

Ten rodzaj przezroczystych wyrównywaczy jest skuteczną alternatywą dla pacjentów z otwartymi zgryzami, którzy nie chcą nosić konwencjonalnych aparatów stałych.

System **ORTHOCLEAR** wprowadził się w **2005 r. jako** alternatywa dla Invisalign. **CHISTI, WEN & RIEPENHAUSEN byli** ich założycielami. Orthoclear brał udział w prawnej walce o patenty z Invisalign i w 2006 r. osiągnięto porozumienie, w którym Orthoclear postanowił przerwać działalność w USA.

3D ORTHOLINE powstała jako system oferujący terapię wyrównującą firmy **ABOUHASSAN w 2006 roku** i wprowadziła zaawansowany system wirtualnych ustawień i projektowania urządzeń, w którym szczególny nacisk położono na sekwencyjny podział ruchu zębów w celu poprawy komfortu pacjenta i zwiększenia zakresu ruchów zębów przy zastosowaniu terapii wyrównującej.

PROFFIT88 (2007) opisał rolę terapii skojarzonej w leczeniu złożonych wad zgryzu z ograniczeniami w określonych scenariuszach i przewidział przyszłość tej metody leczenia.

DEFINICJA

Plastikowe wyrównywacze są serią termoplastycznych płyt akrylowych wyprofilowanych w celu nałożenia uzębienia i służą do stopniowego i sekwencyjnego wykonywania ruchów zębów, określanych za pomocą wstępnego lub zalecanego zestawu diagnostycznego, który jest przygotowywany za pomocą procedur ręcznych lub wirtualnych87.

KLASYFIKACJA87

1) W oparciu o zastosowania kliniczne

    - Urządzenia do zatrzymywania danych
    - Urządzenia ruchome z zębami aktywnymi (Active Tooth Moving Appliances)

2) Na podstawie metody termoplastyzacji

    - Odkurzacz w formie tj. Invisalign, Orthoclear, Ortholine 3D, Clear Aligner, Essix
    - Ciśnienie formowane, tj. Essix.

3) W oparciu o zastosowanie kliniczne

    - System komercyjny oparty na systemie CAD lub wirtualnym (Invisalign, Orthoclear, 3D Ortholine).
    - Produkcja laboratoryjna / kliniczna z ręcznym ustawieniem, tj. Essix, Clear Aligner

4) Metoda produkcji

- Serial Aligners (laboratorium / firma podlegająca regulacji), tj. Invisalign, Orthoclear, 3D Ortholine

- Stopniowa, stopniowa produkcja (zarządzana przez klinicystę), tj. Essix, Clear Aligner.

WSKAZANIA DOTYCZĄCE TERAPII SKOJARZONEJ41[,66,84]

Rozszerzenie lub zwężenie łuku:

Wyrównywarki mogą indukować progresywny ruch zębów w celu uzyskania rozszerzalności zarówno w łukach szczękowych, jak i żuchwowych we wszystkich trzech wymiarach. Dwustronne, ukośne boczne, kształt wentylatora lub rozszerzenie przednio-posterioralne.

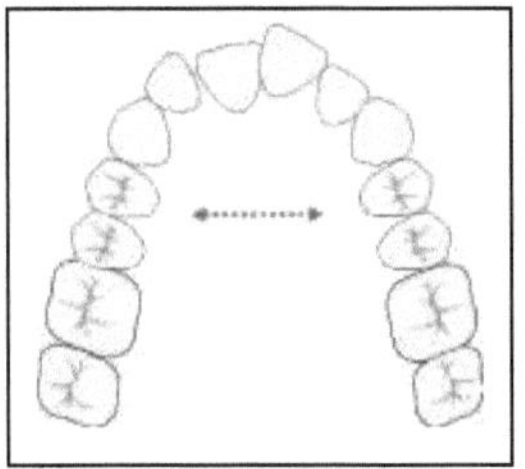

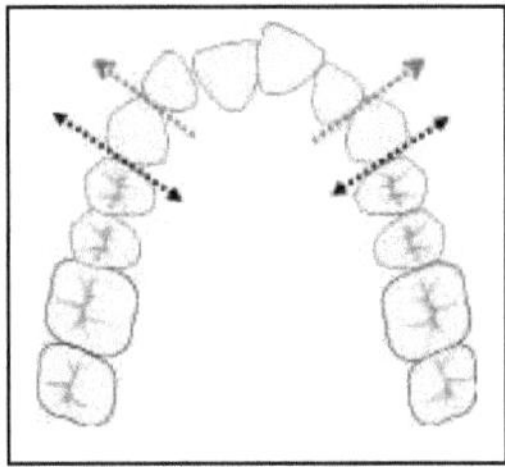

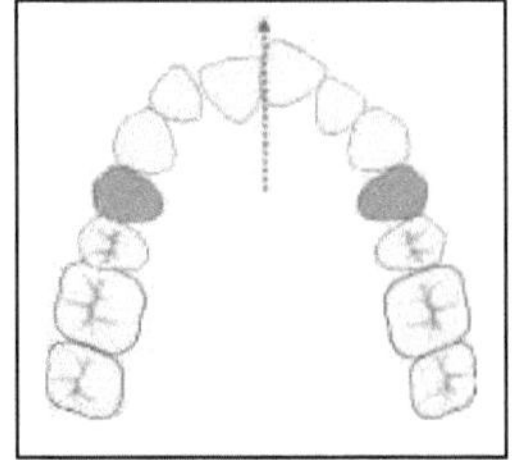

Rys. 1 Rozszerzenie dwustronneRys. 2 Rozszerzenie boczne ukośneRys. 3 Rozszerzenie przeciwposterioralne

Wtargnięcie:

Inwazyjny ruch może być wywołany różnymi metodami przy użyciu Plastic Aligners.

Bezwzględne włamanie (poniżej 2 mm) może być wywołane w wybranych przypadkach siłą ortodontyczną generowaną przez ruch żucia podczas noszenia alignera (rys.4). Stosunkowo trudno jest osiągnąć duże ruchy.

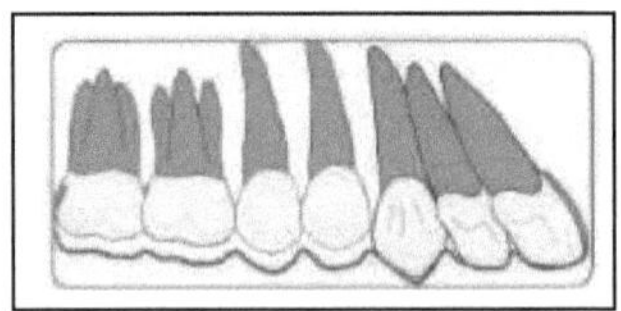

Rys. 4 Siła nacisku wynika z siły żucia.

Względna ingerencja może być spowodowana przez ruchy przechylające, ekspansję przednio-posteriorną i wytłaczanie tylne z wykorzystaniem urządzeń pomocniczych i pomocniczych, jeśli jest to konieczne.

Bezpośrednie wtargnięcie pojedynczego zęba lub grupy zębów można uzyskać poprzez włączenie ruchu do konstrukcji wyrównującej, tj. metody Edge grind-off - Essix, Clear Aligner Therapy (ryc. 5), lub zastosowanie elementów ułatwiających ruch - Invisalign, 3D Ortholine.

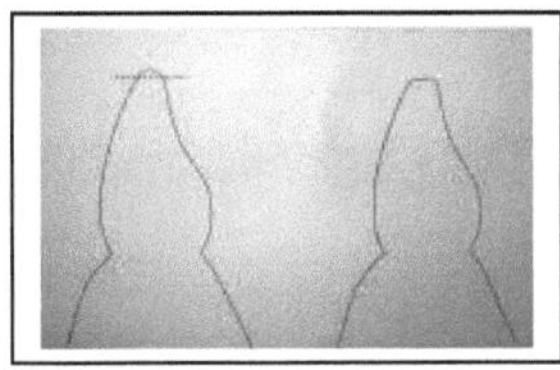

Rys. 5 Metoda szlifowania krawędzi (1 mm krawędź sieczna jest szlifowana na odlewie i wyrównywarce wykonanej na nim)

Do pośredniego wtargnięcia można doprowadzić za pomocą gumek i przegródek (Essix)[32] (rys. 6) oraz systemu wyrównywania wahadłowego (CA) (rys. 7).

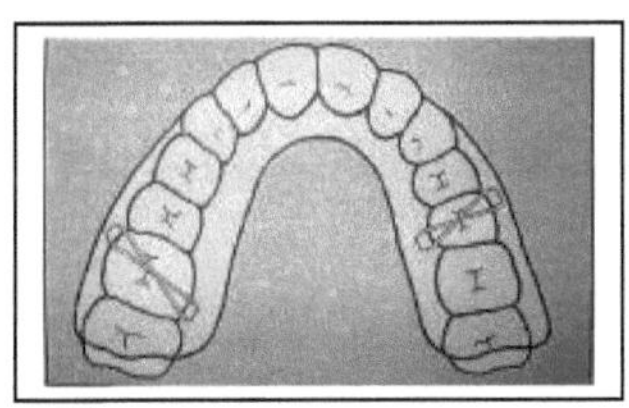

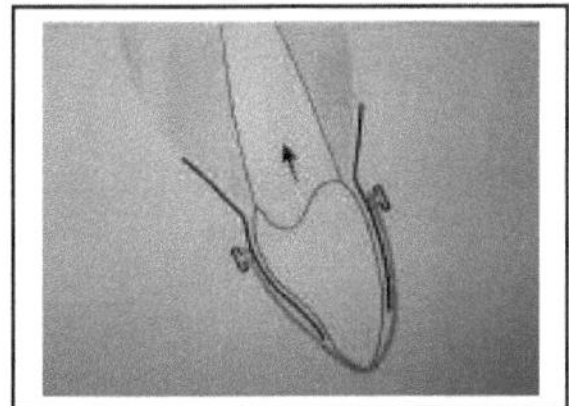

Rys. 6 Elastyczne elementy umieszczone w konfiguracji XRys . 7 Wyrównywacz zawieszenia (system CA)

Możliwe są różne permutacje zużycia sprężystego za pomocą wyrównywaczy do włamania.

Zamknięcie przestrzeni (mniej niż 4 mm):

Przestrzenie mniejsze niż 4 mm można stopniowo zamykać bez wywracania zębów do tej przestrzeni. Wywołujące siłę złożone nasypy dla ruch boczny (Rys. 8) lub zużycie sprężyste dla tego samego i zastosowania osprzętu (Rys. 9) zostało zgłoszone przy użyciu urządzenia Essix. Zazwyczaj diastemy śródpiersiowe, dolne przestrzenie ekstrakcji pojedynczego zęba mogą być adresowane.

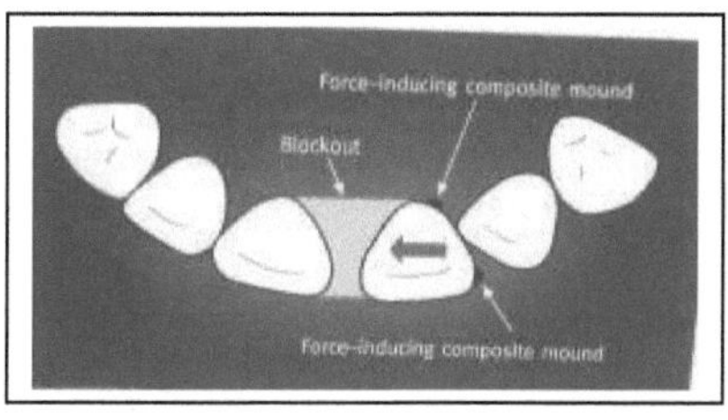

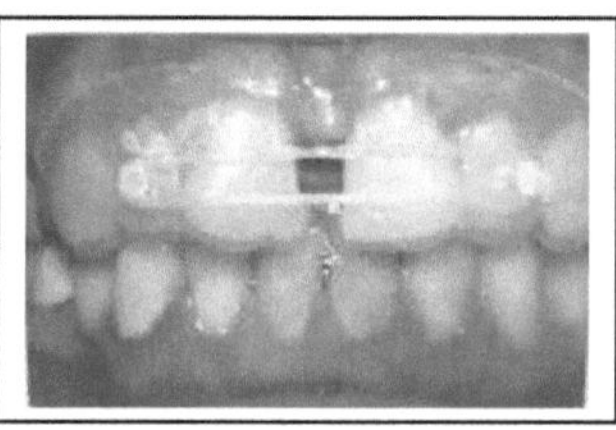

Rys. 8 Zastosowanie siły wywołującej kopiec kompozytowyRys . 9 Zastosowanie elastycznych i mocowań

Przestrzenie większe niż 4 mm wymagają rozważań biomechanicznych, podobnych do przypadków ekstrakcji i stanowią wyzwanie do zamknięcia bez niepożądanego wywrócenia zębów.

Leczenie tłumu:

Tłoczenie do 1-6 mm może być bardzo skutecznie rozwiązane przez terapię Aligner poprzez rozszerzenie i zastosowanie redukcji interproksymalnej. Większość przypadków zębów obróconych i nieprawidłowo ustawionych można skutecznie leczyć.

Kontrola momentu obrotowego:

Kontrola momentu obrotowego jest niezwykle ważna w zmianie charakterystyki uśmiechu i ułatwianiu leczenia uzupełniającego w ortodoncji dla dorosłych. Aktualne osiągnięcia w dziedzinie wyrównywarek CADCAM pozwalają na kontrolę momentu obrotowego przy użyciu przystawek, które pomagają dostarczyć parę niezbędną do jego uruchomienia (Invisalign, 3D Ortholine). W systemie Essix wykorzystuje się parę stworzoną albo przez kopiący kompozyt36, albo przy użyciu

termoszczypce powodujące występy w wyrównywaczu, wywołujące siły w odpowiednich miejscach zęba (Rys. 10).

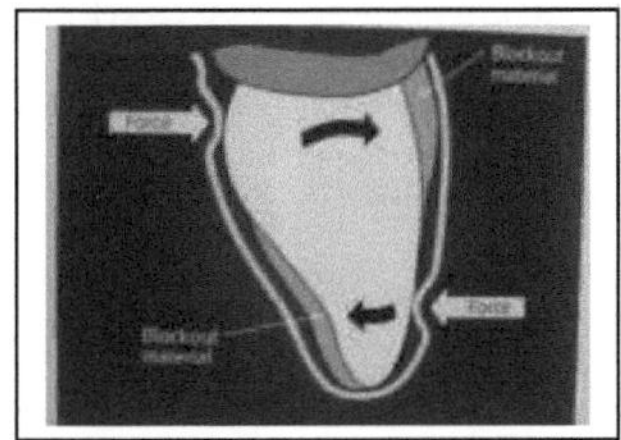

Rys. 10 Powstała para skręcania w celu przesunięcia korzenia podczas lekkiego obracania krawędzi siecznej

System Clear Aligner polega na zastosowaniu modelowego kontrolera (Rys.11) w celu skalibrowania ruchu zębów wymaganego do zainicjowania zmiany momentu obrotowego poprzez porównanie go z pożądaną zmianą na cefalogramie. System ten zaleca kompensację ruchu zęba w układzie stosunku 3:1 w płaszczyźnie poziomej 4:1 w płaszczyźnie pionowej, gdzie dla 3 stopni zmiany kątowej w płaszczyźnie poziomej ma nastąpić ruch 1 mm, a dla 4 stopni zmiany kątowej 1 mm ruchu w płaszczyźnie pionowej.

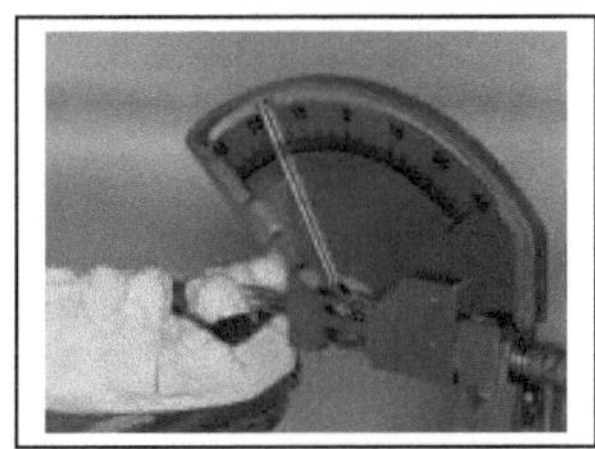

Rys. 11 Pomiar momentu obrotowego za pomocą kontrolera modelu

Związki segmentu Buccal i łagodna dysharmonia szkieletowa:

Stosowanie gumek klasy II (rys. 12) lub klasy III (rys. 13), stosowanie guzików przyklejonych do zębów jako elementów mocujących lub stosowanie szczypiec termoplastycznych do wykonywania guzików29 na wyrówniarkach (rys. 14) jest pomocne w poprawie drobnej dysharmonii szkieletowej i poprawie relacji między segmentami policzkowymi

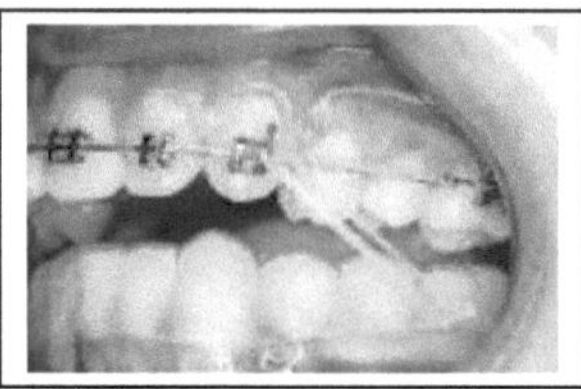

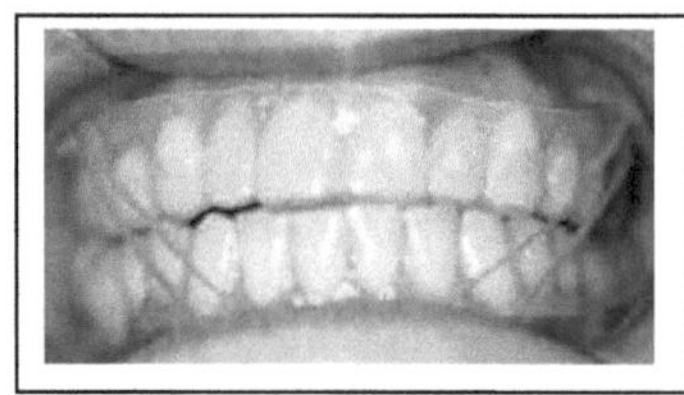

(zazwyczaj nie większych niż 2 mm), zgodnie z zaleceniami systemu Clear Aligner.

Rys. 12 Stosowanie gumy klasy II Rys. 13 Stosowanie gumy klasy III

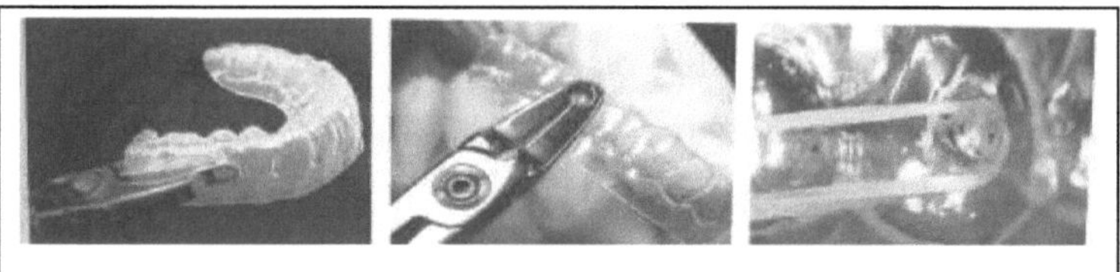

Rys. 14 Przyciski wykonane z termoplieterów

Wyrównywarki CADCAM wykorzystują do tego samego celu elementy złączne i sekwencyjny ruch zębów.

Leczenie nawrotu choroby:

Przyczyna nawrotu choroby musi być oczywiście ustalona przed rozpoczęciem leczenia. Niezależnie od rodzaju nawrotu choroby, wyrównywacze są biegli w indukowaniu ruchów w kierunku wymaganych celów leczenia bez zakłopotania urządzeń związanych zarówno z pacjentem, jak i leczącym ortodontą.

Siedzisko okluzyjne i zabiegi z otwartym zgryzem:

Wytłaczanie zębów niegdyś było przeciwwskazaniem do terapii wyrównującej, jednak zastosowanie gumek sprawiło, że stało się to możliwe. Wyrównywacze CADCAM uważają, że obróbka otwartych zgryzów z załącznikami jest trudna. Jednakże system Clear Aligner wykorzystuje wyrównywacz krów85 (rys. 15 a. b.) do stosowania guzików i gumek w celu uzyskania wytłaczania, a nawet interdygitacji zgryzu.

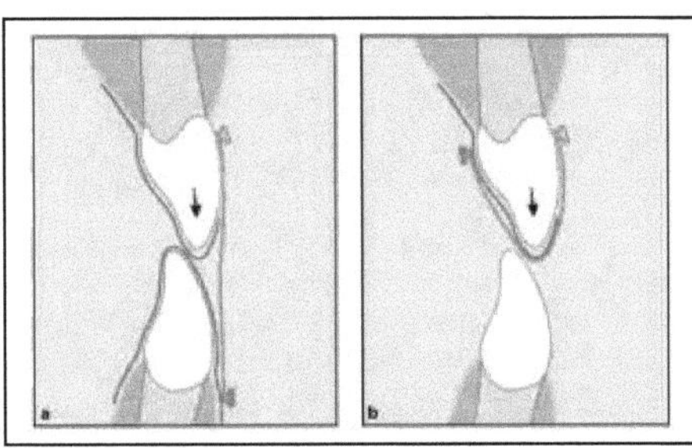

Rys. 15 a. Wyrównywacz krów z gumami międzykośnymi
b. Zmodyfikowany wyrówniarka do chowu krów z gumami wewnątrzmaxillary

Leczenie uzębienia młodzieńczego lub mieszanego:

Wyrównywarki zdecydowanie wywołują pozytywną reakcję u nastolatków, którzy mają zastrzeżenia do nawiasów. Systemy urządzeń sterowanych przez lekarza (Essix, Clear Aligner) są urządzeniami z wyboru. Terapia skojarzona może być stosowana do

Utrzymanie

przestrzeni

kosmicznej

Przestrzeń

odzyskująca

wskazówki

dotyczące korupcji

Korekcja szkieletu z użyciem sprężyn lub mechaniki tandemowej

Jednakże aparaty CADCAM (Invisalign, 3D Ortholine) mogą nie być najlepszym wyborem dla uzębienia mieszanego i nieuszkodzonych zębów, ponieważ są one produkowane seryjnie i nie mogą zawierać nieuszkodzonej morfologii zębów dokładnie bez konieczności ponownego uruchomienia leczenia.

Korekta ugryzień krzyżowych:

Terapia wyrównująca, jak sugerują dowody kliniczne, koryguje ugryzienia krzyżowe skuteczniej niż konwencjonalna ortodoncja. Od czasu do czasu może być konieczne użycie podpór zgryzowych.

Kombinacja obróbki wsporników z wyrównywaczami:

Ortodoncja językowa stwarza wiele problemów z ustawianiem zamków w zębach mocno obróconych. Wyrównawcza terapia oferuje rozwiązanie, w którym wyrównywanie jest możliwe przy użyciu wyrównywaczy, a urządzenia stałe są włączone do systemu na późniejszym etapie. W połączeniu z urządzeniami laboratoryjnymi, terapia wyrównująca oferuje pacjentowi krótszy czas widocznego noszenia urządzenia i służy jako doskonałe narzędzie promocji praktyki.

Mesialne lub dystalne wywrócenie zębów tylnych:

Ruchy te są bardzo często wymagane dla ułatwienia nachylenia zaczepu dla protez u dorosłych. Terapeuta Aligner oferuje prostą i nieskomplikowaną metodę wykonywania drobnych ruchów tego typu.

TRUDNE WSKAZANIA/OGRANICZENIA DLA TERAPII WYRÓWNAWCZEJ:

Sterowanie osią przednią:

Jest to teraz bardzo możliwe dzięki zastosowaniu osprzętu w urządzeniach CADCAM, jednak jest to trudne do zrealizowania.

Skrzynie ekstrakcyjne:

Warunki, które wymagają ekstrakcji przedtrzonowców są trudne do wyleczenia za pomocą wyrównywaczy, ponieważ zęby tylne mają tendencję do mezjalnego przechylania się końcówki. Kontrola kotwienia za pomocą mocowań na zębach tylnych oraz zastosowanie haków przyklejonych do zębów przednich11 (rys. 16) to tylko nieliczne modyfikacje, które próbuje się wprowadzić w leczeniu przypadków ekstrakcji za pomocą wyrównywaczy.

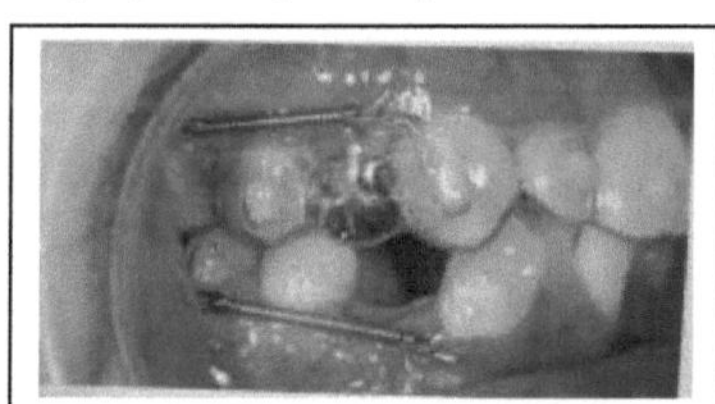

Rys. 16 Stosowanie haków jako ramion napędowych w obróbce ekstrakcyjnej

Wysokie zęby umieszczone w wargowym/podniebieniu:

Zastosowanie elastomerów pomocniczych (rys. 17) sprawia, że wyzwanie to staje się dziś uleczalną rzeczywistością kliniczną.

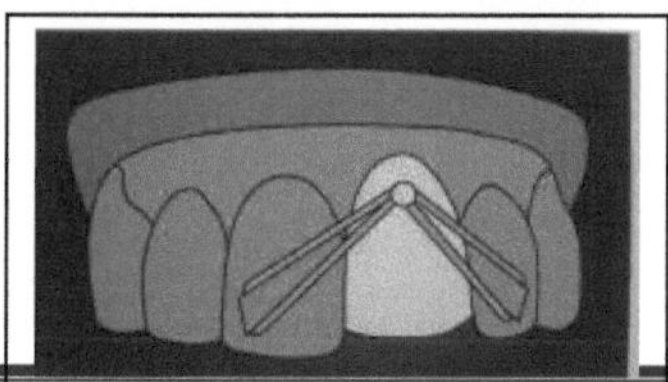

Rys. 17 Urządzenie do wyciskania z użyciem siły sprężystej i mocowania

Wyprostowanie biegunowe i moment obrotowy:

Ruchy te stanowią wyzwanie z powodu ograniczeń anatomicznych i biomechanicznych. Możliwe są jedynie drobne korekty w płaszczyźnie rotacyjnej mezio-distalu lub bucco-lingual.

Tłumaczenie trzonowców:

Niezwykle trudne do osiągnięcia w zębach wielokorzeniowych z powodu ograniczeń anatomicznych i biomechanicznych.

Niewspółpracujący pacjenci:

W rzeczywistości, prawie każdy ortodonta swobodnie stwierdziłby, "daj mi dobrego współpracownika, a ja będę leczył prawie wszystko". Oczywiście, współdziałanie pacjenta jest niezwykle ważne w systemie urządzeń demontowalnych, takich jak terapia wyrównująca. Wydłużone usuwanie wyrównującego się aparatu z jamy ustnej poza zalecany zakres przerywa plan leczenia. Jeżeli odległość pomiędzy poszczególnymi interwałami zużycia miałaby być zwiększona, oczekiwany rezultat byłby bardzo mały i powodowałby nieprzewidywalny ruch zęba.

KORZYŚCI PŁYNĄCE Z ZASTOSOWANIA TERAPII SKOJARZONEJ11[,53]

Korzyści dla pacjentów:

- Estetyka - wyrównywacze są czyste, wygodne i zdejmowalne. Są one porównywalne z urządzeniami językowymi pod względem estetycznym, ale oferują większy komfort użytkownikowi i lekarzowi. Ceramiczne wsporniki nie są nawet estetycznie porównywalne do wsporników. Aparaty wyrównujące są wybierane przez pacjentów, którzy znajdują się w publicznym zasięgu wzroku.

- Zdejmowalne - Pozwala to pacjentowi na utrzymanie higieny jamy ustnej. Nie ma ograniczeń dotyczących żywności, jak w przypadku urządzeń stacjonarnych. W ważnych okazjach towarzyskich może wziąć udział pacjent, usuwając na krótki czas aligner.

- Komfort - wyrównywacze nie powodują podrażnień błony śluzowej iotaczających tkanek, co może mieć miejsce w przypadku zamków, drutów lub wiązadeł. CAD CAM aligner treatment pozwala na powolne programowane ruchy zębów w każdym alignerze. Stąd mniejszy dyskomfort i ból.

  Miller i wsp. 65 kompleksowo udowodnili, że wyrównywacze zgłaszali mniej negatywnego wpływu na jakość życia w odniesieniu do urządzeń stacjonarnych na początkowych etapach leczenia.

- Mowa - Wyrównywacze nie pokrywają podniebienia i w ten sposób wytwarzająminimalne utrudnienia mowy.

- Wizualizacja planowanego leczenia - Wirtualna konfiguracja w wyrównywarkach CAD CAM oferuje pacjentowi efekty leczenia zapewniające większe zaufanie do procesu.

Świadczenia dla klinicystów:

- Rozwój praktyki - wyrównywarki, ze względu na różne korzyści dla pacjentów, cieszą się ogromną popularnością wśród pacjentów, a tym samym stanowią doskonałe narzędzie public relations zapewniające rozwój praktyki.

- Czas przebywania na krześle - więcej czasu spędza lekarz organizujący laboratoryjne procedury terapii wyrównującej.

  Kliniczny czas boku fotela jest minimalny, co oznacza, że "stosunek czasu poświęconego na zyskowność" zostaje zwiększony. Więcej czasu poświęca się na budowanie relacji z pacjentami, co wnosi wartość dodaną do praktyki.

- Minimalne zbrojenie boczne krzesła - wymagane zbrojenie boczne krzesła jest minimalne. Ogromne zapasy ortodontyczne są praktycznie wyeliminowane. Redukcja międzyprostkowa i miejsca mocowania są jedynymi wymaganymi zabiegami bocznymi na krześle.

- Złożone procedury łączenia - wyrównywacze mogą być stosowane u pacjentów , u których konwencjonalne urządzenia stacjonarne są przeciwwskazane, np. alergie na metale lub wady szkliwa. Zęby z wieloma uzupełnieniami i koronami wymagają obszernych technik łączenia. Wyrównywarki wykonują ruch tych zębów z dużą wygodą.

- Mniej sytuacji kryzysowych - Są przypadki, w których wyrówniarka może się złamać lub zgubić, ale żadna z tych sytuacji nie wymaga natychmiastowej uwagi. Pacjenci mogą przejść do następnego wyrównywarki lub umówić się na wizytę w dogodnym dla siebie terminie.

- Wizualizacja planowanego leczenia - Wyrównywacze CADCAM sterują ruchami zębów indywidualnie. Wirtualna konfiguracja działa jako ważne narzędzie diagnostyczne i źródło motywacji dla pacjentów.

- Rozszerzenie zakresu ortodoncji - Specjalna populacja pacjentów, jak muzycy grający na instrumentach i sportowcy, którzy ryzykują zerwania przy użyciu konwencjonalnych urządzeń, może otrzymać leczenie ortodontyczne przy użyciu aparatów wyrównujących. W badaniu przeprowadzonym przez Clear Aligner International stwierdzono, że 70% dorosłych wymagających pewnego rodzaju interwencji ortodontycznej odmawia leczenia ze względu na widoczność urządzeń lub problemy związane z urządzeniami.

  Wyrównywarki oferują tej populacji korzyści płynące z ortodoncji.

- Integracja estetycznych procedur stomatologicznych - Wybielanie podnadzorem przy użyciu alignerów26 jest bardzo dużą szansą i została opisana w literaturze.

WADY TERAPII WYRÓWNAWCZEJ[11,53]

Pomimo wszystkich korzyści płynących z plastikowych wyrównywaczy jako systemu urządzeń, ich ograniczenia i specyficzne ograniczenia nadal ograniczają ich zastosowanie jako urządzenia z wyboru, we współczesnej praktyce.

- Wyrównywarki można wyjmować i mogą być niewłaściwie wykorzystywane przez pacjentów.
- Są uciążliwe dla kilku pacjentów. Osoby noszące sekwencyjne wyrównywacze muszą je nosić i utrzymywać harmonogram zużycia. Pacjenci niespełniający wymagań i nieostrożni mogą mieć tendencję do zbyt częstej utraty urządzenia, narażając tym samym na szwank jakość leczenia.
- Wyrównywarki są drogie w porównaniu z konwencjonalnymi opcjami obróbki wsporników. Na terenie Indii nie ma obecnie dostawcy usług oferującego wyrównywacze CADCAM. Tak więc, koszt dla lekarza klinicysty jest prawie czterokrotnie większy niż koszt systemów urządzeń językowych i prawie siedmiokrotnie większy niż koszt dobrego ceramicznego systemu wsporników. Ręcznie wykonywane wyrównywacze z wykorzystaniem oprogramowania Clear Aligner International są również droższe niż konwencjonalne systemy wsporników. Aparat Essix, choć niedrogi, nie może być stosowany do skomplikowanych ruchów zębów.
- Ograniczenia w odniesieniu do niektórych wad zgryzu i specyficznych ruchów zębów zostały już wcześniej rozważone.
- Brak jest kontroli operatora w urządzeniach CAD CAM. Ponieważ

wyrównywacze w urządzeniach CADCAM są produkowane seryjnie, nie można ich w dużym stopniu modyfikować bez narażania na szwank po dopasowaniu kolejnego szeregowego wyrównywacza w przypadku braku zgodności, pacjenta leczonego stomatologicznie lub z niepożądanymi efektami leczenia. Ponowne uruchomienie leczenia, co pociąga za sobą wzrost kosztów leczenia.

- Marketing komercyjny systemów wyrównujących przesuwa go poza wyłączność domeny ortodontycznej. Systemy laboratoryjne wprowadziły je na rynek międzynarodowy, a także w Indiach, zarówno ortodontom, jak i lekarzom dentystom ogólnym, wykonując ruch zębów, z zakresu kompetencji specjalisty ortodontyki pod pewnymi względami, mając potencjał spowodowania rozcieńczenia w standardach opieki ortodontycznej.

UŻYTE MATERIAŁY I ICH WŁAŚCIWOŚCI

Wyrównywarki wykonane są z materiału termoplastycznego. Różne systemy posiadają różne nazwy marek dla różnych wariantów poliuretanowego materiału (PU), polimetakrylanu metylu (PMMA), polichlorku winylu (PVC), polisulfonu (PS) lub polietylenu (PE), polipropylenu (PP) lub kopolimeru etylenowo-winylowo-octanowego (EVA) do produkcji wyrównywaczy. System Essix wykorzystuje odmiany C+, A+, Embrace i U-C-Me. System Invisalign wykorzystuje materiał EX 30 i EX 40. System Clear Aligner wykorzystuje arkusze Duran w odmianach miękkiej, średniej i twardej.

ESSIX SYSTEM33

Essix C+

- 1,0 mm (0,040") grubości
- Przejrzystość kontaktów
- Elastyczność
- Trwały
- Wytrzymuje siniaki.
- Nie pęka i nie pęcherzyki powietrza.
- Do 2 lat użytkowania
- Nie akceptuje środków wiążących.
- Doskonały do
    - Zatrzymanie

- Ruch zębów

GrubośćVacuum heat timeBiostar kod 1.0mm (0.040")

45 sekund 163

Essix A+

- Grubość od 0,5 mm (0,020") do 3,0 mm (0,120").
- Niebieska folia ochronna z obu stron
- Wspaniale jasne.
- Sztywny
- Akceptuje materiały wiążące.
- Do 6 miesięcy użytkowania
- Doskonale nadaje się do tego:
  - Zatrzymanie
  - Ruch zębów
  - Samoloty ugryzające
  - Rozdarcia wykonane z akrylu

GrubośćVacuum heat timeBiostar kod 0,5 mm

(0,020") 20 sekund 93

0,75 mm (0,030") 25 sekund103

1,0 mm (0,040") 30 sekund113

1,5 mm (0,060") 40 sekund133

2,0 mm (0,080")	45 sekund	163
3,0 mm (0,120")	50 sekund	193

Essix Embrace

- Grubość 0,075 mm (0,030") i 1,0 mm (0,040").
- Przejrzyste i sztywne
- Do 16 miesięcy użytkowania
- Akceptuje środki wiążące
- Doskonale nadaje się do tego:
  - Zatrzymanie
  - Drobne szyny
  - Samoloty ugryzające

Grubość	Vpróżniowy czas nagrzewania	Kod Biostar
0,75 mm (0,030")	35 sekund	133
1,0 mm (0,040")	40 sekund	143

Essix U-C-Me

- Takie same cechy jak Essix C+, tylko że świeci w ciemności.

Grubość	Vacuum heat time	Biostar code
1,0 mm (0,040")	45 sekund	163

SYSTEM INWAZYJNY11

System Invisalign wykorzystuje poliuretan EX 30 i EX 40. Komponent:

Poliuretan

Ciężar właściwy: 1,215

Skurcz formy: 0,005 in/in

Wytrzymałość na rozciąganie przy

granicy plastyczności: 9 140 psi

Wytrzymałość na rozciąganie przy

zerwaniu: 9 150 psi Moduł

sprężystości przy rozciąganiu: 309

000 psi Moduł sprężystości: 286

000 psi

PRZEJRZYSTY SYSTEM WYRÓWNUJĄCY

CLEAR ALIGNER składa się z trzech różnych grubości folii DURAN (0,5 mm, 0,625 mm, 0,75 mm).

Składnik: Politereftalan etylenu - glikol (PETG)

Moduł sprężystości: 2050 MPa

Wytrzymałość na

rozciąganie: 50 MPa

Czas nagrzewania:

35 sek.

Kod Biostar: 132

WŁAŚCIWOŚCI TWORZYW TERMOPLASTYCZNYCH11[,61]:

Tworzywa termoplastyczne oparte są na liniowych lub lekko rozgałęzionych polimerach, które mają silne wewnątrzcząsteczkowe wiązania kowalencyjne i słabe międzycząsteczkowe wiązania van der Waalsa. W podwyższonej temperaturze łatwo jest stopić te wiązania i spowodować przepływ łańcuchów molekularnych nad sobą. Podczas tego procesu, materiał termoplastyczny nie ulega żadnym zmianom chemicznym. Po schłodzeniu, jednak łańcuchy molekularne twardnieją w nowe kształty. Proces zmiękczania z podgrzewaniem i hartowaniem może być powtarzany. Więc może być poddana recyklingowi i powtórnemu przetworzeniu.

W postaci stałej materiały termoplastyczne dzielą się na dwie klasy układu molekularnego: amorficzny i półkrystaliczny.

Amorficzne tworzywa sztuczne:

- Długie łańcuchy polimerowe są losowo porządkowane w przestrzeni.
- Są one jasne, ponieważ światło widzialne może przez nie przechodzić.
- Nie wykazywać dokładnej temperatury topnienia.
- Po podgrzaniu do *temperatury zeszklenia* stają się one mniej kruche i bardziej elastyczne.
- Np. poliuretan, poliwęglan, polisulfon, poliester.

Krystaliczne tworzywa sztuczne:

- Długie łańcuchy polimerowe są pakowane w uporządkowany sposób, ponieważ atomy są ułożone w krysztale metalicznym.

- Poszczególne punkty topnienia i szkła, zdefiniowane na przestrzeni wieków. temperatura przejścia.
- Są one nieprzejrzyste, ponieważ rozpraszają światło widzialne i zmniejszają transmisję.
- Np. polietylen, polipropylen, polipropylen.

Właściwości mechaniczne:

W miarę dopasowywania wyrównywacza do uzębienia pacjenta, w miejscach o zaprogramowanym ruchu zęba powstaje siła. Siła wynika z przemieszczenia materiału, z którego wykonano wyrównywacz; to właśnie ta siła powoduje ruch zęba. Wyrównywarki poddawane są zarówno krótko-, jak i długoterminowym obciążeniom. Na przykład, wyrówniarka jest poddawana krótkotrwałemu obciążeniu, gdy pacjent dopasowuje wyrówniarkę do swoich zębów. Po dopasowaniu do zębów, wyrównywacze są poddawane długotrwałym obciążeniom przerywanym podczas noszenia pomiędzy posiłkami i nocą.

Generowanie krzywych naprężenie-odkształcenie jest użytecznym podejściem do oceny właściwości mechanicznych materiału. Numerycznie, naprężenie w dowolnym kierunku w danym punkcie materiału to po prostu siła lub obciążenie, które działa w tym kierunku w tym punkcie, podzielone przez obszar, na który działa siła lub obciążenie. Jeżeli stres w pewnym momencie jest s, to

Naprężenie = s = obciążenie/obszar = P/A

Podobnie, odkształcenie jest miarą tego, jak daleko od siebie oddalone są atomy w dowolnym punkcie ciała stałego (tj. o jaką proporcję rozciągają się wiązania pomiędzy atomami). Typowa krzywa naprężenie-odkształcenie dla materiału termoplastycznego poddawanego rozciąganiu jest następująca:

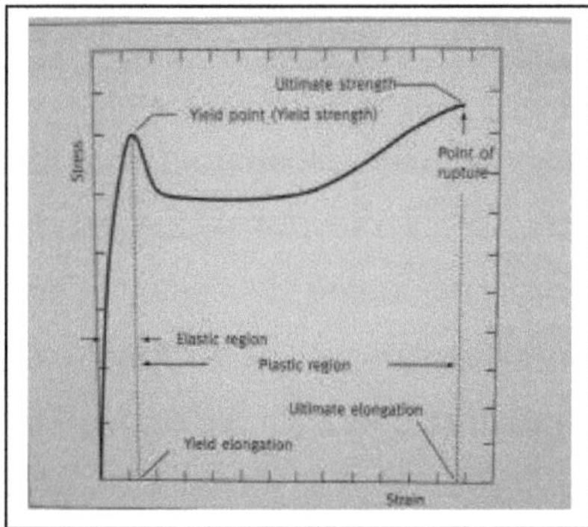

Rys. 18 Typowa krzywa naprężeń rozciągających i naprężeń rozciągających dla tworzyw termoplastycznych

Z tej prostej krzywej możemy dowiedzieć się wiele o właściwościach mechanicznych tego materiału.

Moduł materiałowy:

Moduł definiuje się jako stosunek zastosowanego naprężenia do odpowiadającej mu deformacji materiału. Dla materiału ocenianego pod wpływem naprężeń, stałą proporcjonalności jest moduł sprężystości lub moduł Younga, oznaczony jako E:

$\sigma = E\pi$

gdzie σ to stres, a π to napięcie. Moduł Younga jest uważany za miarę sztywności materiału. W przypadku wyrównywaczy materiał powinien posiadać wystarczającą sztywność, aby generować siły i momenty na zębach; jeżeli jednak moduł materiału jest zbyt wysoki (bardzo wysoka sztywność), pacjent będzie miał trudności z wprowadzeniem i usunięciem wyrównywaczy. Podobnie materiał o bardzo niskim module sprężystości może nie zapewniać wystarczającej siły do poruszania zębami.

Elastyczny region:

W części krzywej o małym odkształceniu (małe odkształcenia), wiele materiałów jest zgodnych z prawem Hooke'a z rozsądnym przybliżeniem, tak że naprężenie jest proporcjonalne do odkształcenia. W tym regionie krzywa wykazuje liniową elastyczność. W przypadku usunięcia naprężeń materiał powraca do pierwotnego kształtu i długości.

Punkt rentowności:

Punkt plonowania jest pierwszym punktem, w którym następuje wzrost odkształcenia bez wzrostu naprężeń. Ogólnie rzecz biorąc, tworzywa termoplastyczne o wysokiej granicy plastyczności są pożądane w produkcji wyrównywaczy.

Region z tworzyw sztucznych:

W obszarze tworzyw sztucznych materiał powróci do pierwotnego kształtu i długości po usunięciu naprężeń.

Najwyższa wytrzymałość na rozciąganie:

Ostateczna wytrzymałość na rozciąganie to maksymalne naprężenie, jakie materiał może wytrzymać przed pęknięciem.

Twardość materiału:

Wytrzymałość jest miarą energii, którą próbka może wchłonąć zanim pęknie. Znajduje się ją poprzez obliczenie całkowitej powierzchni pod krzywą naprężenie-odkształcenie.

Wydłużenie:

Wydłużenie jest odkształceniem, któremu podlega materiał poddawany jest podczas stresu. Wydłużenie jest zwykle mierzone w punkcie plastyczności materiału lub w punkcie zerwania materiału.

Wyrównywarki poddawane są zarówno krótko-, jak i długoterminowym obciążeniom. Na przykład, wyrówniarka jest poddawana krótkotrwałemu obciążeniu, gdy pacjent dopasowuje wyrówniarkę do swoich zębów. Po dopasowaniu do zębów, wyrównywacze są poddawane długotrwałym obciążeniom przerywanym podczas noszenia pomiędzy posiłkami i nocą.

Siły stosowane przez krótki okres czasu:

W przypadku obciążeń krótkoterminowych bardzo ważne jest, aby wyrównywacz zareagował elastycznie, jeśli ma wrócić do pierwotnego kształtu. Potrzebujemy więc materiału termoplastycznego, który charakteryzuje się dużą elastycznością liniową i wysoką granicą plastyczności.

Siły stosowane przez długi czas:

Jak wspomniano powyżej, w przypadku małych naprężeń lub deformacji, tworzywa termoplastyczne są zgodne z prawem Hooke'a dotyczącym materiałów elastycznych; $\sigma = E\pi$, gdzie σ jest naprężeniem, a π naprężeniem. W rzeczywistości tworzywa termoplastyczne w różny sposób odbiegają od prawa Hooka, ponieważ wykazują zarówno właściwości lepkie, jak i elastyczne (stałe).

W przypadku tych materiałów związek pomiędzy naprężeniem i odkształceniem zależy od czasu. Materiał ulega rozluźnieniu naprężeń, co definiuje się jako stopniowe zmniejszanie naprężeń przy stałym obciążeniu materiału. Napięcie rozwija się w rejonach zaprogramowanego ruchu zębów. Siła generowane przez zaprogramowany ruch zęba zmniejsza się w funkcji czasu.

Procesy relaksacji naprężeń są zazwyczaj przyspieszane przez obecność wilgoci. Stopień nasilenia tego efektu zależy od rodzaju tworzywa sztucznego, ilości wchłoniętej wody, temperatury i stopnia obciążenia.

Właściwości termiczne:

Najbardziej oczywistymi właściwościami termicznymi tworzyw termoplastycznych są temperatury topnienia i zmiękczania oraz zmiany temperatury w odniesieniu do właściwości mechanicznych, takich jak moduł sprężystości przy rozciąganiu, granica plastyczności i twardość. Temperatura zeszklenia może być zdefiniowana jako temperatura, poniżej której polimer jest "szklisty" i powyżej której jest "gumowy". Szkliste" oznacza kruchość, a "gumowe" sugeruje elastyczność. Polimery półkrystaliczne wykazują temperaturę topnienia, natomiast polimery amorficzne nie.

Odporność chemiczna:

Po zamontowaniu na uzębieniu, wyrównywacze są stale kąpane w płynach stomatologicznych, takich jak ślina i płyn szczelinowy, przy stałej temperaturze ciała (37°C). Oprócz wody, istnieje wiele składników śliny. Powszechnie występujące składniki nieorganiczne obejmują wodorowęglan, wapń, fosfor, fluor, magnez i jony metali śladowych. Głównymi organicznymi składnikami śliny są białka i małe peptydy. Obecność wilgoci, składników śliny, podwyższonej temperatury i stałych naprężeń mechanicznych, które jednocześnie działają na wyrówniarkę, może mieć negatywny wpływ na jej działanie. Woda jest szczególnie znana, ponieważ może ona reagują chemicznie z polimerowym łańcuchem szkieletowym w procesie zwanym *hydrolizą* i nieodwracalnie rozkładają wiele polimerów. Polimery szczególnie podatne na degradację wody to poliestry, poliamidy i poliwęglany.

Właściwości optyczne:

Jedną z cech, która odróżnia alignery od tradycyjnych aparatów ortodontycznych jest to, że są niewidoczne podczas noszenia. Wymaga to, aby materiały termoplastyczne z linii prostującej posiadały odpowiednie właściwości optyczne. Morfologia termoplastycznego polimeru ma duży wpływ na takie właściwości optyczne, jak refrakcja, absorpcja, odbicie i rozpraszanie światła. Polimery wysokokrystaliczne są zazwyczaj nieprzezroczyste, ponieważ mają tendencję do rozpraszania widzialnej przepuszczalności światła i są albo przezroczyste, albo półprzezroczyste. Materiały oceniane pod kątem stosowania jako wyrównywacze powinny przepuszczać co najmniej 80% światła widzialnego. Przykładami polimerów amorficznych o dobrych właściwościach optycznych są poliuretan, poliwęglan, polisulfon i poliester.

Biokompatybilność:

Materiały wyrównawcze nie powinny, ani bezpośrednio, ani poprzez uwolnienie ich składników materiałowych, wywoływać niekorzystnych skutków lokalnych lub ogólnoustrojowych, być rakotwórcze lub wywoływać niekorzystnych skutków w zakresie reprodukcji i rozwoju.

PROTOKÓŁ KLINICZNY

Diagnoza, wybór przypadku i planowanie leczenia w bardzo dużym stopniu determinują sukces terapii Aligner. Chociaż etapy laboratoryjne i metodologia wytwarzania różnych systemów wyrównujących są różne, zarządzanie kliniczne w systemach urządzeń, w mniejszym lub większym stopniu opiera się na podobnych protokołach.

Zapisy zabiegów wstępnych:

Ocena pacjenta obejmuje szczegółowy kwestionariusz identyfikacji pacjenta oraz obszerną dokumentację, która obejmuje:

- Górne i dolne wyciski PVS oraz rejestracja zgryzu pokrywająca ostatni wyrwany ząb.
- Radiogramy panoramiczne i cefalometryczne (najlepiej cyfrowe)
- Zdjęcia pozaustrojowe - przedni, prawy i uśmiechnięty
- Zdjęcia wewnątrzustne - przednie , prawe, lewe, górne i górne. dolna warstwa zgryzu
- Kompletnie wypełniony formularz zamówienia/recepty Aligner Case Order/Recepty (w przypadku zastosowania wyrównywaczy CADCAM

Etapy związane z pobieraniem rekordów są omawiane oddzielnie w oparciu o szczególne wymagania systemowe i protokoły.

System ESSIX

System jest skoncentrowany na kliniku, który stale modyfikuje urządzenie Essix, aby zrealizować cele leczenia i w razie potrzeby wprowadzić poprawki w kursie. Kroki, jakie należy podjąć po zrobieniu wrażenia, to -

A) Przygotowanie odlewu do odbioru tworzywa sztucznego w postaci termoformy35.

Po usunięciu odlewu z wycisku jego wysokość powinna wynosić 2 cm od krawędzi siecznych do podstawy odlewu (Rys. 19). Wysokość jest bezpośrednio skorelowana z adaptacją podgrzanego tworzywa sztucznego, zwłaszcza gdy termoformowanie odbywa się za pomocą maszyny próżniowej.

Podstawa odlewu powinna być prostopadła do podstawy siekaczy, a krawędzie sieczne powinny znajdować się w środku przyciętego odlewu, aby stworzyć najmniej restrykcyjną ścieżkę rozgrzanego tworzywa sztucznego do formowania termicznego.

Pęcherzyki powietrza, kratery, obojętne obrzeża dziąseł oraz nadmierne podcięcia powinny być albo zablokowane, albo podkreślone, aby zoptymalizować termiczny kontur urządzenia.

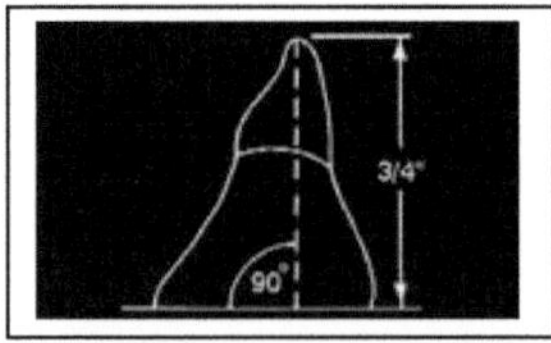

Rys. 19 Wysokość odlewu powinna wynosić 2 cm, a podstawa 90° do podstawy siekaczy.

B) Maszyny do termoformowania tworzyw sztucznych

Na rynku dostępne są dwa typy termoformerów z tworzyw sztucznych: ciśnieniowe i próżniowe. Oba typy mają możliwość budowy urządzeń Essix.

Maszyny ciśnieniowe takie jak Biostar (Rys. 20), Ministar force heat softened plastic over a cast with positive pressure within a chamber. Są one bardziej dokładne, ale kosztują znacznie więcej niż urządzenia próżniowe.

Maszyna próżniowa (Rys. 21) przystosowuje zmiękczone tworzywo sztuczne do odlewu poprzez koncentrację podciśnienia poprzez zmniejszenie powierzchni, na którą jest ono nakładane, wzmacnia siłę i poprawia adaptację tworzywa sztucznego do odlewu. Klinicysta może manipulować tworzywem sztucznym, gdy jest ono początkowo ręcznie odkurzane do podcięć retencyjnych za pomocą wymuszonego nacisku ręcznego przy użyciu narzędzi i natychmiast je chłodzić.

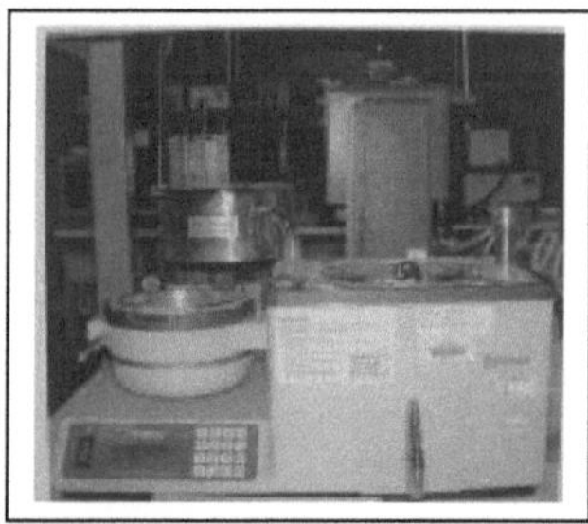

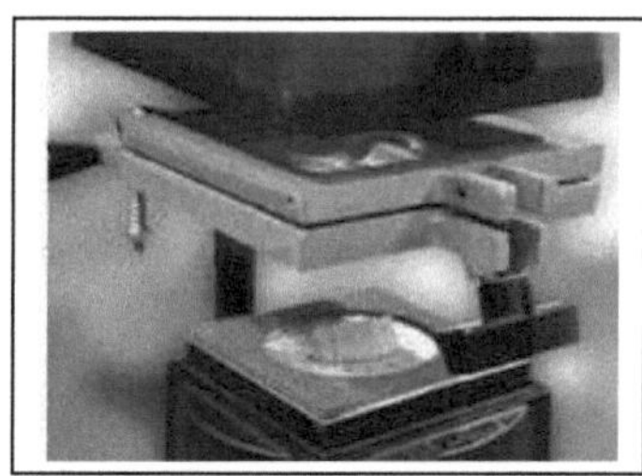

Rys. 20 Maszyna do formowania ciśnieniowego BiostarFig . 21 Maszyna do formowania próżniowego

C) Usuwanie odlewu

Nadmiar tworzywa sztucznego wycina się za pomocą nożyczek Mayo (Rys. 22), a w różnych miejscach używa się cienkiego ostrza, aby delikatnie wyciąć z niego rzuty.

plastikowe. Urządzenie może być następnie przycięte i dostosowane do konkretnego zastosowania klinicznego.

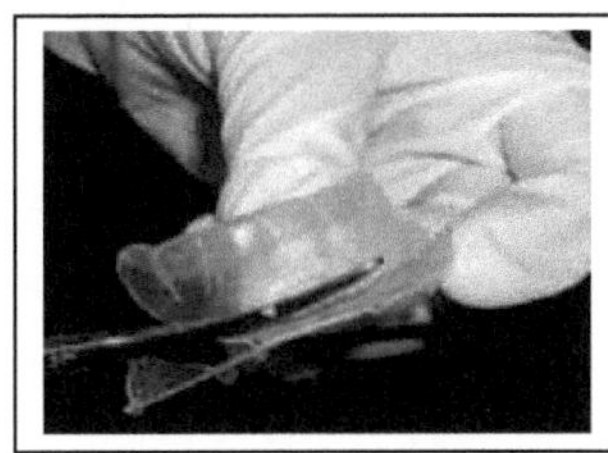

Rys. 22 Przycinanie przy użyciu nożyczek Mayo

Ruchome zęby z urządzeniami Essix

Ruch zębów do 3 mm za pomocą urządzeń Essix jest prosty, niedrogi i kontrolowany przez lekarza. Jak stwierdzono w pierwszym prawie biomechaniki Sheridana, wszystkie ruchy zębów wymagają trzech rzeczy: Przestrzeń + siła
+ Czas = ruch zębów.

A) Przestrzeń:

Istnieją dwa rodzaje przestrzeni, które muszą być widoczne dla ruchu zębów za pomocą urządzenia Essix:

1. Przestrzeń wewnątrz urządzenia
2. Przestrzeń w uzębieniu

Przestrzeń w urządzeniu33[,35]

Docelowy ząb musi mieć miejsce, by się do niego wprowadzić. Może to uzyskać dowolna z poniższych metod:

METODA 1:

W urządzeniu tworzy się pęcherzyk powietrza za pomocą termoplieru, do którego może się poruszać docelowy ząb (Rys. 23).

Końcówka pęcherzyka *termoplierów tworzących pęcherzyki* jest podgrzewana. Szczypce są powoli dociskane w docelowy obszar urządzenia, zaczynając od obszaru międzyproksymalnego. Szczypce są obrobione wokół obszaru, w który ząb będzie się poruszał, wyrzucając plastik w miarę potrzeb. Konieczne będzie ponowne ogrzanie szczypiec

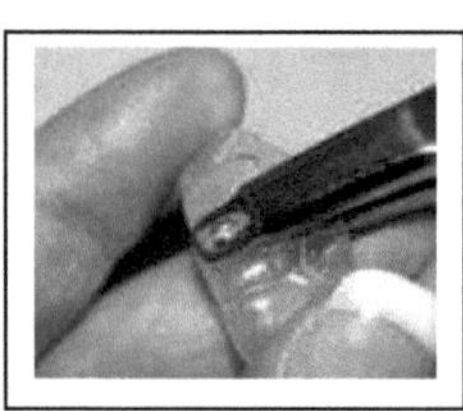

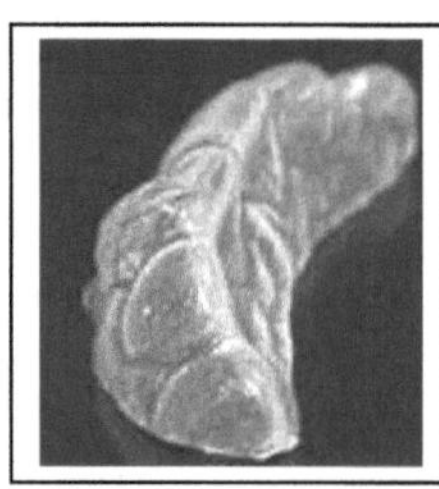

przy każdym użyciu, ponieważ będą one ostudzone.

Rys. 23 Tworzenie uderzenia z termoplierkami do formowania pęcherzyków powietrza

METODA 2:

Wewnątrz urządzenia powstaje *pęcherzyk powietrza*, który blokuje odlew przed utworzeniem urządzenia (Rys. 24).

Potrzebne materiały: Kompozyt akrylowy, kamień lub utwardzany światłem

Grubość akrylu, kamienia lub światłoutwardzalnego kompozytu jest umieszczana na powierzchni zęba docelowego na modelu, który jest proporcjonalny do przewidywanego ruchu zęba. W urządzeniu termoformowanym tworzy się bańka.

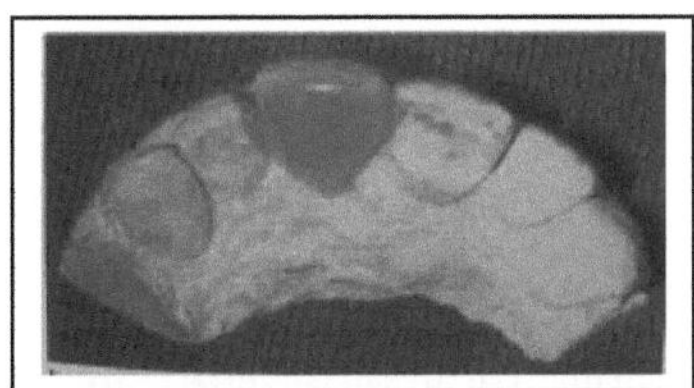

Rys. 24 Przestrzeń w urządzeniu jest tworzona przez blokowanie odlewu.

METODA 3:

Okno jest tworzone, aby docelowy ząb mógł się do niego wprowadzić. Jest to zasadniczo otwór wycięty w urządzeniu (Rys. 25).

Potrzebne materiały: Akrylowe wiertło do przycinania, skalpel lub nóż laboratoryjny

Wiertło akrylowe służy do przewiercenia wnętrza aparatu Essix po przeciwnej stronie zęba docelowego, tworząc otwór, do którego ząb się przesunie.

Nóż do etykiet lub Skalpel służy do przycinania okna do punktów styku i wygładzania tworzywa sztucznego. Okno jest tworzone, aby ząb mógł się do niego wprowadzić.

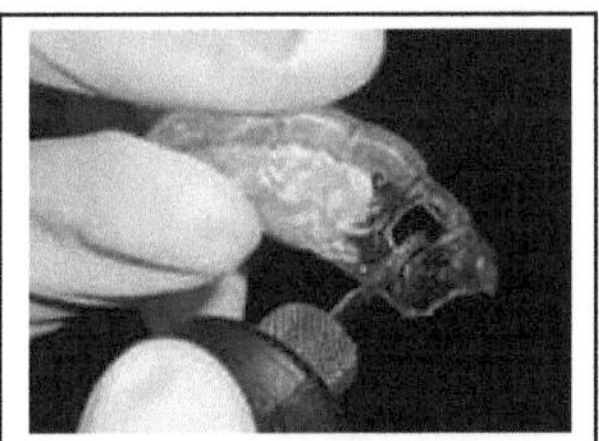

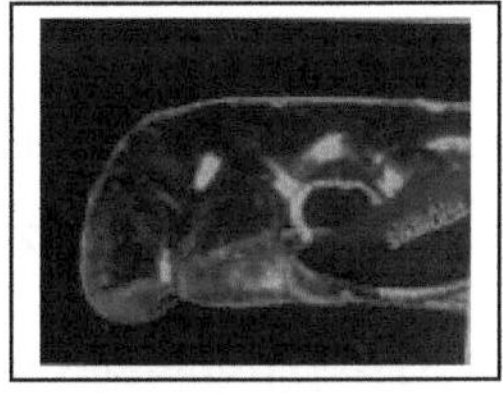

Rys. 25 Okno pocięte w termoformowanym urządzeniu za pomocą wiertła do przycinania z tworzywa sztucznego i wykończone skalpelem.

Przestrzeń w uzębieniu

Uzyskanie przestrzeni międzyproksymalnej w obrębie łuku zębowego polega na usunięciu, rozszerzeniu lub usunięciu szkliwa międzyproksymalnego. Mniej radykalną alternatywą jest usunięcie emalii międzyproksymalnej poprzez redukcję międzyproksymalną (IPR) lub opróżnianie wirnika powietrznego (ARS). IPR wykorzystuje taśmy ze stali nierdzewnej zaimpregnowane pyłem diamentowym lub obrobione małymi otworami, aby przyciąć szkliwo w ruchu typu piły. Air Rotor Stripping

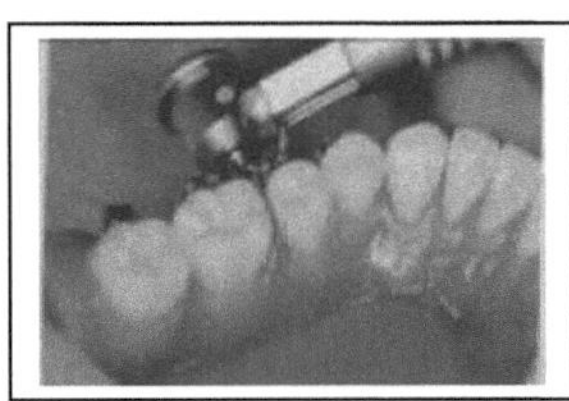

(ARS) (Rys. 26) wykorzystuje wiertła o dużej prędkości do redukcji powierzchni stycznej zęba.

Rys. 26 Redukcja międzyproksymalna techniką usuwania wirnika powietrznego

B) Siła:

Istnieją dwa podstawowe systemy tworzenia siły ruchu zęba za pomocą urządzenia Essix.

1. Szczypce do formowania Hilliardthermoforming : wywołują przymusową przeróbkę urządzenie
2. Kopanie: wywoływanie siły poprzez umieszczenie kompozytu na powierzchni zęba.

Szczypce termoformujące Hilliard

Technika termoplier Hilliard skutecznie indukuje siłę poruszania zębów w plastikowym urządzeniu Essix zazwyczaj w ciągu kilku sekund i można to zrobić przy fotelu. Szczypce mogą wykrywać - termoformować projekcję

do urządzenia, które wywołuje siłę, ponieważ sprężyste tworzywo sztuczne powraca do stanu spoczynku. Występy te mogą być modyfikowane w celu wywołania dodatkowej siły na to samo urządzenie w miarę postępu sprawy. Różne szczypce są zaprojektowane tak, aby wywoływać siłę, tworzyć przestrzeń w urządzeniu, tworzyć rampy zgryzowe, dokręcać urządzenie Essix dla lepszego dopasowania i tworzyć haki mocujące dla gumy klasy II lub III (Rys. 27).

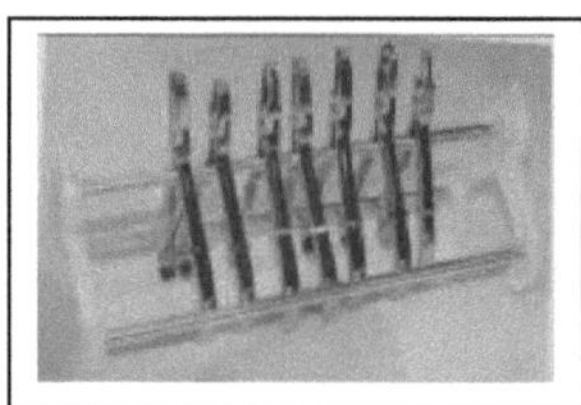

Rys. 27 Różne termopliery Hilliarda

Siła wywołująca termoformowany rzut (uderzenie) wytwarzana przez szczypce jest zawsze skierowana w stronę powierzchni zęba.

1. Klinowe końcówki szczypiec są podgrzewane do temperatury, która spowoduje termoformowanie tworzywa sztucznego Essix. Zalecanym źródłem ciepła jest *palnik stomatologiczny APT II* (Rys. 28).

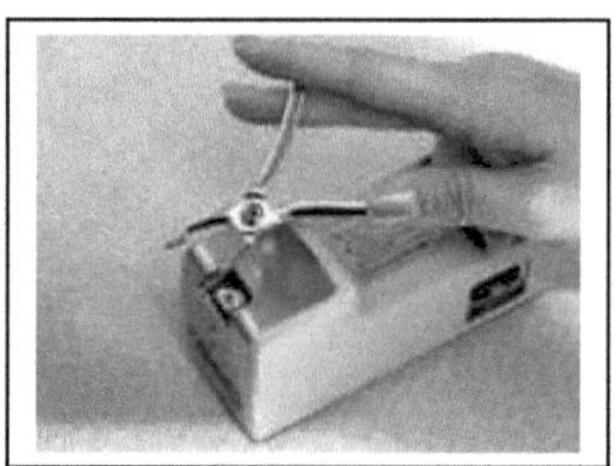

Rys. 28 Palnik stomatologiczny APT II do podgrzewania końcówek termoplierów

2. Dokładna temperatura może być określona przez cyfrowy odczyt na

termometrze cyfrowym Hakko (Rys. 29). Pożądane temperatury różnią się w zależności od zastosowanego tworzywa sztucznego.

Essix C+	Essix A+	Essix Embrace
200°F (93,3°C)	175°F (70,4°C)	240°F (115,5°C)

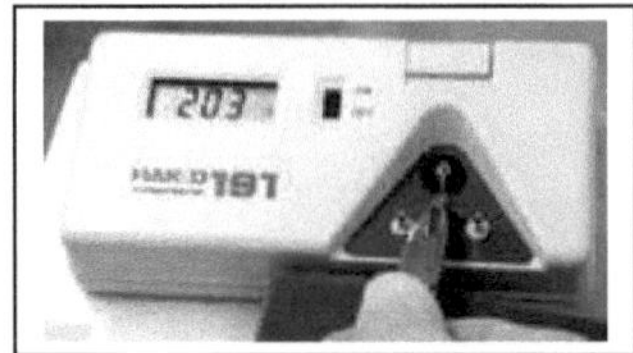

Rys. 29 Termometr cyfrowy Hakko do rejestracji temperatury.

3. Po podgrzaniu szczypiec, końcówki są umieszczane w miejscu wskazanym przez uderzenie. Uchwyty szczypiec są delikatnie ściśnięte razem, dzięki czemu powstaje uderzenie w urządzenie.

4. Guz może być zwiększany w kolejnych wizytach w odstępach co 1 mm za pomocą śruby sześciokątnej dostarczonej wraz z urządzeniem.

5. Należy zwrócić uwagę, że w kolejnych regulacjach to okresowe rozciąganie tworzywa sztucznego powoduje, że projekcja staje się cieńsza i zmniejsza jej potencjał siłowy. Stworzenie pierwszej projekcji, poprzez wycięcie 1 mm wgłębienia w odlewie roboczym, pozwala, aby materiał miał maksymalną grubość dla przyszłych regulacji (Rys. 30).

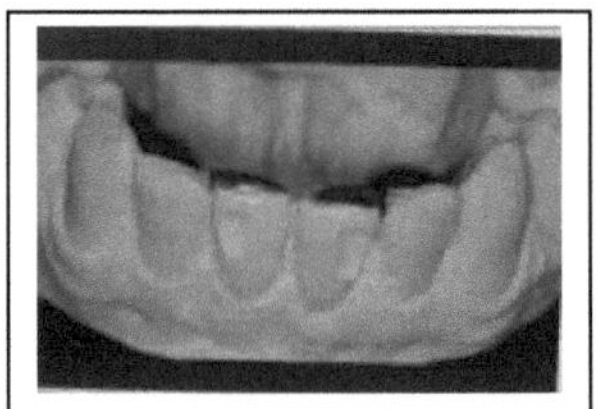

Rys. 30 1 mm wgłębienie w odlewie roboczym

Mounding36:

Kopczykowanie jest alternatywną metodą wytwarzania siły, polegającą na przyklejeniu niewielkiego kopca kompozytu do powierzchni szkliwa zęba docelowego, a nie na zmianie aparatu Essix. Niezależnie od tego, czy w aparacie występuje rzut termoformowany, czy też kopiec kompozytu na ząb docelowy, nie ma różnicy biomechanicznej. Obie metody dostarczą siły do zęba docelowego w miarę powrotu sprężystego tworzywa sztucznego do stanu spoczynku (Rys. 31).

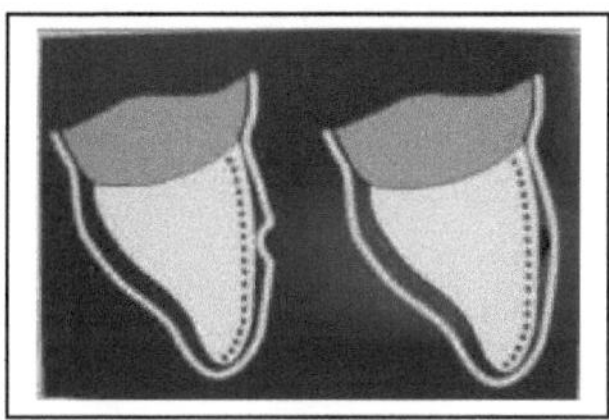

Rys. 31 Projekcja w nasypie z tworzywa sztucznego lub kompozytu dostarcza równoważną siłę na ząb docelowy, ponieważ sprężyste tworzywo sztuczne powraca do stanu spoczynku.

Zaletą kopca jest estetycznie gładka powierzchnia z tworzywa sztucznego, która nie jest zniekształcana przez umieszczanie w niej nierówności za pomocą podgrzewanych szczypiec. Za każdym razem, gdy zwiększa się głębokość projekcji, tworzywo sztuczne staje się cieńsze; odwrotnie, kopiec staje się mocniejszy wraz z umieszczeniem dodatkowych warstw kompozytu podczas kolejnych wizyt u pacjenta.

Kopiec umieszcza się na powierzchni emalii po uformowaniu termicznym urządzenia Essix. Technika ta została opisana poniżej:

1. Tradycyjna procedura wytrawiania kwasowo-kwasowego jest wykonywana na powierzchni szkliwa, z którą związany jest kompozyt kopczasty. Nie jest konieczne wytrawianie całej

powierzchni emalii, jednak wytrawiona powierzchnia powinna mieć odpowiedni wymiar, aby umożliwić umieszczenie kopca kompozytowego o grubości 1 mm.

2. Na przygotowanej powierzchni umieszcza się i utwardza kopiec kompozytowy o grubości 1 mm (rys. 32). Wysokość kopca można zmierzyć za pomocą miernika Boley'a przed i po utwardzeniu. W razie potrzeby kopiec może zostać szybko wzmocniony przez dodanie warstwy kompozytu lub zredukowany za pomocą dysku z papieru ściernego.

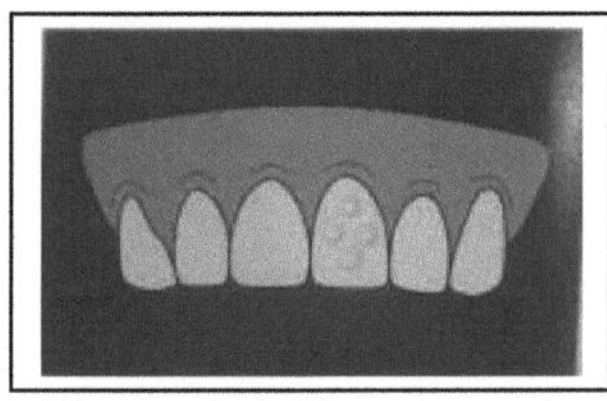

Rys. 32 Siła może być skierowana na dowolną część korony klinicznej, aby uzyskać najbardziej pożądany efekt.

3. Następnie urządzenie Essix wkłada się do ust. Jedyną modyfikacją aparatu jest stworzenie wystarczającej przestrzeni, aby ząb mógł przejść na którąkolwiek z wyżej wymienionych metod. Jeśli pacjent odczuwa nacisk na ząb docelowy, wielkość kopca jest zazwyczaj odpowiednia. Jeśli ciśnienie nie jest odczuwalne, dodawana jest niewielka ilość kompozytu. Czasami pacjent może nie odczuwać żadnego ciśnienia, gdy urządzenie siedzi, ale odczuwa uczucie ciśnienia proprioreceptywnego po 30 sekundach od umieszczenia go na miejscu, a następnie usunięcia. Oznacza to, że ciśnienie jest odpowiednie. Jeśli siła jest tak duża, że trudno jest posadzić urządzenie, wysokość kopca zmniejsza się za pomocą dysku z papieru ściernego.

4. Podczas kolejnych wizyt, dodatkowa siła może być wywołana przez dodanie warstw kompozytu i tym samym dodatkowy ruch uzyskany

przy użyciu tego samego urządzenia z tworzywa sztucznego.

C) Czas:

Ostatnia część równania doktora Sheridana to czas. Prawidłowo umieszczony guz, wypukłość lub włamanie przesunie ząb o 1 mm w ciągu czterech tygodni. Jednak czas zależy od przestrzegania przepisów przez pacjentów. Instrukcje dla pacjenta są ważnym aspektem korzystania z Essix Aligner. W przypadku ruchu zębów, pacjenci powinni nosić je przez 24 godziny na dobę, nie licząc czasu na jedzenie i czyszczenie.

Pielęgnacja urządzenia:

Podczas noszenia urządzenia z tworzywa sztucznego pacjenci powinni unikać napojów kwaśnych, takich jak soki owocowe i cola (nawet dieta), ponieważ każde urządzenie będzie zatrzymywało płyny. Kiedy ciecz jest kwaśna, mogą wystąpić niepożądane zmiany w zębach z powodu bliskości cieczy. Pozostawienie kwaśnych płynów w kontakcie z zębami może doprowadzić do wytrawiania powierzchni zębów, przebarwień, erozji i ewentualnej próchnicy.

Ponieważ urządzenia Essix Aligners są produkowane z krystalicznie czystych materiałów, pacjenci powinni unikać pasty do zębów i szczoteczek do zębów podczas czyszczenia swoich urządzeń. Stosowanie materiałów ściernych na urządzeniach przezroczystych powoduje powstawanie rys, które powodują powstawanie plam i marmurkowatość powierzchni urządzenia. Pacjenci powinni stosować wysokiej jakości środek czyszczący, taki jak Retainer Brite.

Odwołania powinny mieć miejsce co dwa do czterech tygodni. Są one zazwyczaj krótkie i wymagają dezynfekcji urządzenia pacjenta, ponownego ustawienia termoplera na większą głębokość, podgrzania termoplera, pomiaru temperatury termoplera, wyciskania go zamkniętego i dostarczenia urządzenia pacjentowi.

Po zakończeniu ruchu zęba, retencja staje się krytyczna. Aby zapobiec nawrotowi choroby, pacjenci powinni nosić uchwyt do końca życia. Retencja jest wytwarzana poprzez pobranie nowego wycisku i modelu, a z modelu, termoformowanie nowego uchwytu Essix, który staje się stałym uchwytem. Pacjenci powinni postępować zgodnie z tymi samymi instrukcjami dotyczącymi pielęgnacji, co w przypadku wyrównywacza ruchu. Jednak teraz będą one nosić uchwyt w nocy tylko przez co najmniej osiem godzin. Jeżeli pacjent miał ekstremalnie obrócone zęby przed rozpoczęciem ruchu, zaleca się zastosowanie uchwytu wiązanego.

System Invisalign

System ortodontyczny Invisalign jest urządzeniem terapeutycznym wprowadzonym w 1997 roku przez Align Technology. System jest unikalny, ponieważ został zaprojektowany w całości w oparciu o system komputerowy, a nie w oparciu o bardziej tradycyjne metody laboratoryjne. Wykorzystuje ona technologię CAD/CAM (computer-aided-design - computer-aided-manufacturement) w celu wytworzenia serii przezroczystych, demontowalnych, plastikowych urządzeń, które są noszone kolejno przez pacjenta.

Proces Invisalign11[,43,53]:

Proces Invisalign składa się z kilku etapów. Pierwszym krokiem jest uzyskanie kompletnej dokumentacji pacjenta od lekarza ortodonty leczącego. Po otrzymaniu w Santa Clara, rekordy przechodzą przez serię kroków od skanowania do ustawienia przypadku, a następnie z powrotem do lekarza w celu dokonania przeglądu zwanego ClinCheck. Proces

manipulowania wirtualnymi ruchami zębów
jest zakończona, gdy klinicysta zatwierdzi kontrolę kliniczną. Raz....

ClinCheck jest zatwierdzony, wyrównywacze są przetwarzane i wysyłane do lekarza. Poniższa ilustracja (Rys. 33) przedstawia proces Invisalign oraz poszczególne etapy całego procesu od początku do końca.

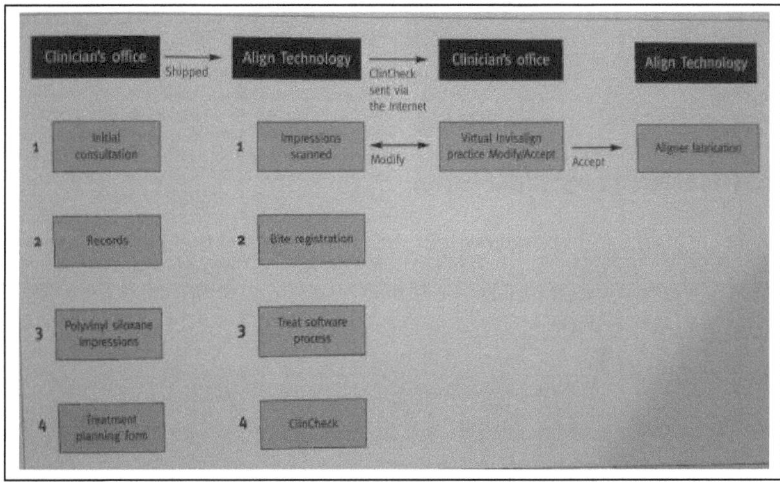

Rys. 33 Etapy procesu Invisalign

A) Wrażenia z siloksanu poliwinylowego

Istotnym elementem procesu Invisalign jest uzyskanie dokładnej reprezentacji zębów. Podczas opracowywania procesu Invisalign testowano kilka potencjalnych materiałów wyciskowych, w tym alginian i różne materiały na bazie poliwinylo-siloksanu (PVS). PVS został wybrany, ponieważ zapewnił największą dokładność i stabilność. Obecnie nadal wymagane są wyciski PVS, jednak klinicysta może zastosować technikę jedno- lub dwuetapową.

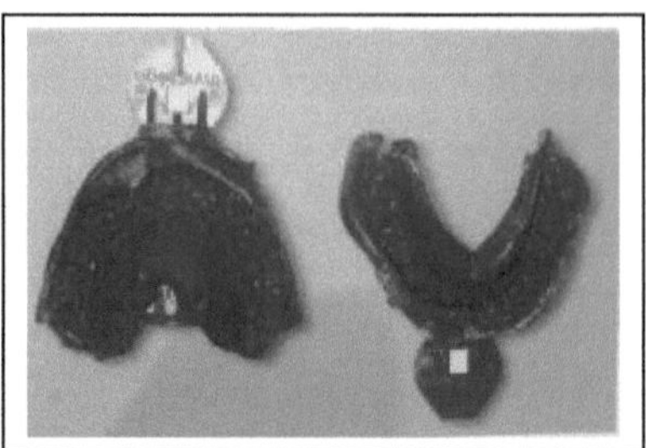

Rys. 34 Jeden - krok - wycisk PVS

B) Rejestracja zgryzu

W celu dokładnego uchwycenia zgryzu dwóch łuków razem, rejestracja zgryzu odbywa się w zgryzie centrycznym z materiałem do rejestracji zgryzu, takim jak PVS.

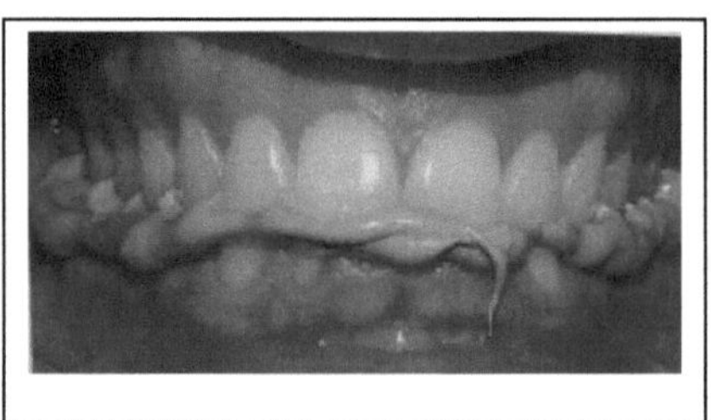

Rys. 34 Rejestracja ugryzień

C) Skanowanie

Po otrzymaniu wycisków z technologii Align Technology, dane stomatologiczne są odtwarzane. Początkowo system wykorzystywał skanowanie laserowe. Po wprowadzeniu na rynek wyciski wylano w gipsie i otoczono epoksydami i uretanem. Modele zostały następnie destrukcyjnie zeskanowane za pomocą obracających się ostrzy, które wykonały liczne przejścia nad modelami. Po każdym przejściu uchwycono obraz nowo ogolonej powierzchni. Dane ze skanowania zostały następnie zmontowane w celu utworzenia 3D rekonstrukcja modeli. Dziś skaner tomografii komputerowej bezpośrednio skanuje wrażenia.

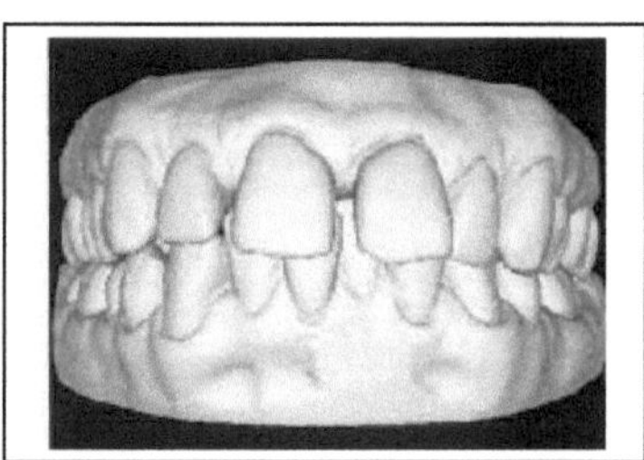

Rys. 35 Model komputerowy wygenerowany w technologii 3D

D) Wirtualny technik ortodontyczny (VOT):

Wirtualny technik ortodontyczny Invisalign wykorzystuje oprogramowanie "Toothshaper" (rys. 36) do stworzenia wirtualnego pacjenta. Technik umieszcza oś twarzy korony klinicznej na wszystkich zębach, a następnie oprogramowanie ToothShaper identyfikuje kształt zębów. Technik ręcznie dostosowuje malowanie zębów tak, aby wszystkie zęby miały tylko całkowicie pomalowane korony. Następnie oprogramowanie tnie modele wirtualne i oddziela zęby (Rys. 37), umożliwiając tym samym ich indywidualne przemieszczanie. Wirtualna dziąsło jest umieszczane wzdłuż linii dziąsłowej korony klinicznej, aby służyło jako margines dla produkcji wyrównywaczy. Następnie wirtualna dziąsło jest dodawane do konfiguracji (Rys. 38).

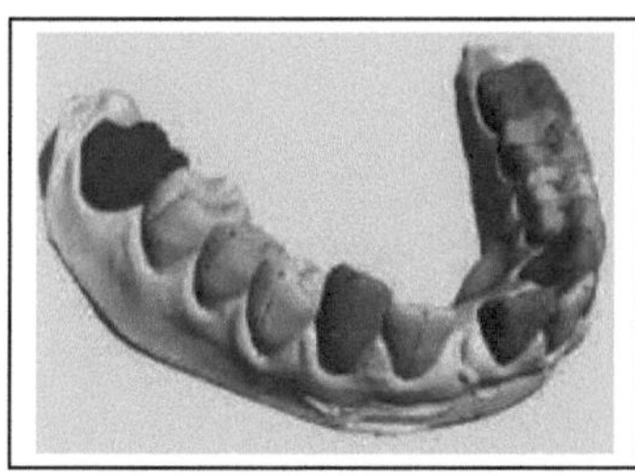

Rys. 36 Oprogramowanie Tooth Shaper

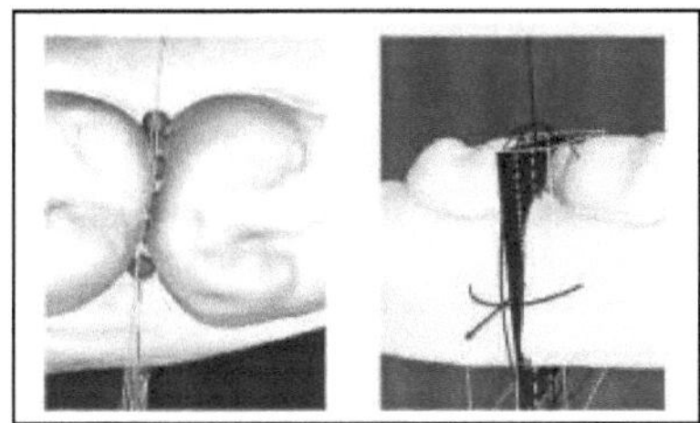

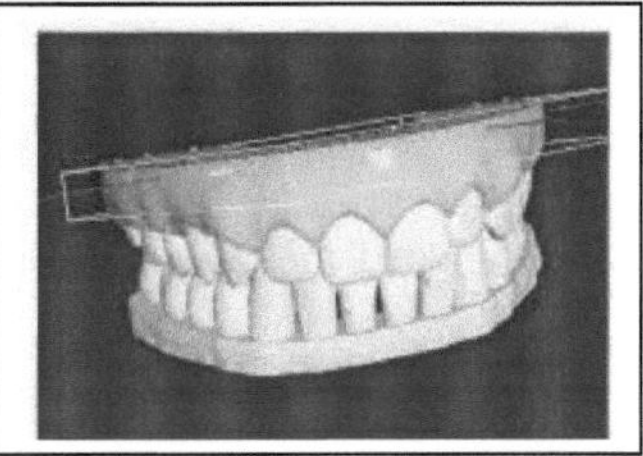

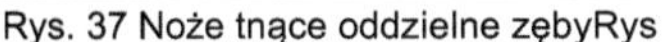

Rys. 37 Noże tnące oddzielne zębyRys . 38 Umieszczenie wirtualnej dziąsła

E) ClinCheck and Virtual Invisalign Practice (KlinCheck i praktyka wirtualnego inwalidów)

Etap ruchu zębów jest przeprowadzany w oparciu o plan leczenia klinicystów za pomocą oprogramowania do leczenia. Po ostatecznym ustawieniu jest ona konwertowana do pliku ClinCheck (Rys. 39) i przesyłana do skrzynki odbiorczej Virtual Invisalign Practice klinicystów drogą elektroniczną do wglądu. Oprogramowanie używane przez technika posiada domyślne scenariusze dla różnych typów wad zgryzu i szybkości ruchu zębów (0,25 mm / wyrównywarka dla zębów przednich i 0,33 mm / wyrównywarka dla zębów tylnych). Zmiany, jeśli są pożądane, są wprowadzane zgodnie z oceną dokumentacji i zaleceń ClinCheck dokonaną przez klinicystę. W przypadku złożonych wad zgryzu klinicysta wymaga dostosowania kolejności ruchów, harmonogramu praw własności intelektualnej i pozycji mocowania w celu uzyskania optymalnych wyników. Po zaakceptowaniu dokumentacji dotyczącej leczenia oraz pozycji załącznika poprzez stronę internetową Virtual Invisalign Practice, a przez firmę.

Rys. 39 Oprogramowanie do sprawdzania klinClinCheck

F) Wyrównanie produkcji:

Obrazy komputerowe 3D są następnie przekształcane na modele fizyczne metodą szybkiego prototypowania, zwaną stereolitografią (rys. 40). Te modele stereolitograficzne (Rys. 41) są wykorzystywane do produkcji serii wyrównywarek przy użyciu maszyny do formowania ciśnieniowego Biostar.

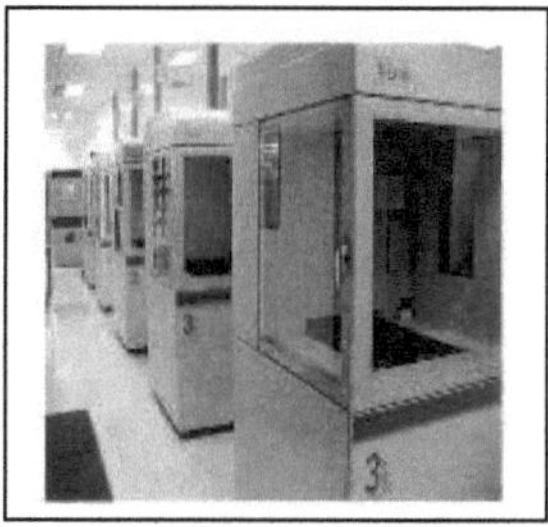

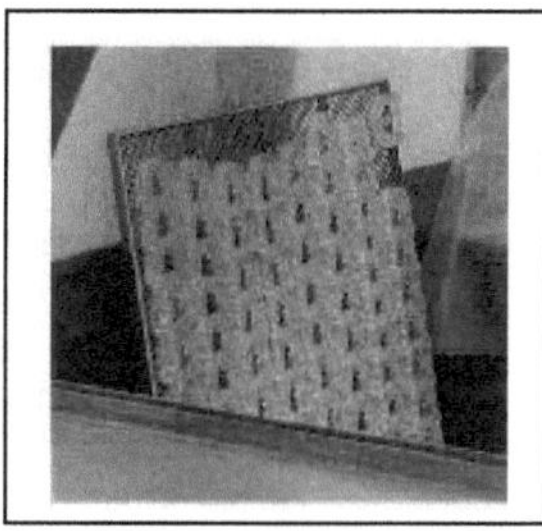

Rys. 40 Maszyny stereolitograficzneRys . 41 Modele stereolitograficzne

Wyrównywacze są przycinane robotycznie na mechanicznej frezarce pięcioosiowej (Rys. 42), a produkt końcowy (Rys. 43) jest wytrawiany laserowo z inicjałami pacjenta, numerem obudowy, numerem wyrównywacza i łukiem (górnym lub dolnym). Następnie są one dezynfekowane, pakowane (ryc. 44) i wysyłane do gabinetu lekarskiego.

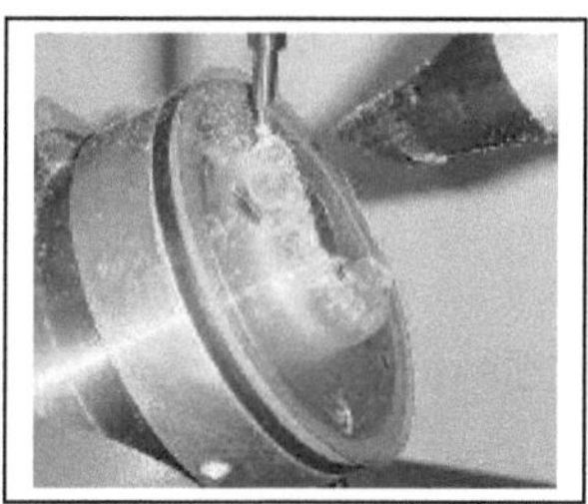

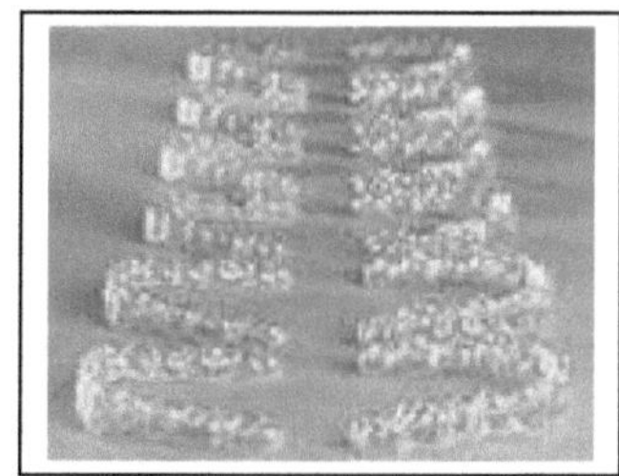

Rys. 42 Zautomatyzowany nóż centrującyRys. 43 Seria noża centrującego

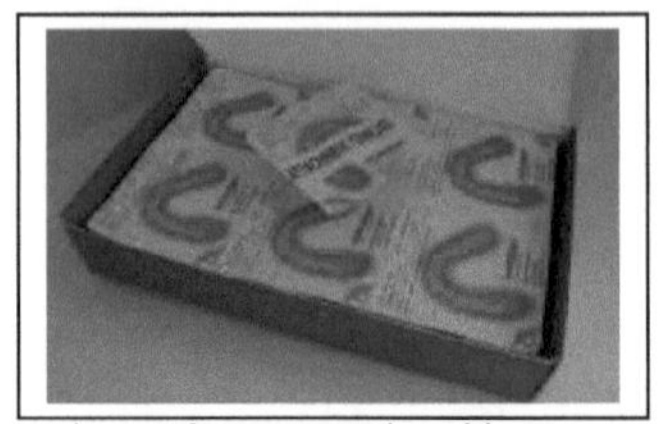

Rys. 44 Skrzynka wyrównywaczy i szablon mocowania

Ostatnie zmiany w protokole w sprawie unieważnienia77

Ostatnio wprowadzono wiele ulepszeń w protokole dotyczącym stosowania systemu Invisalign. Zmiany te zaliczają się do kategorii korekt przednich/posterioralnych, stopniowej redukcji międzyzębowej, stopniowej redukcji ruchów zębów, mocowań i stopniowej redukcji ruchów zębów.

Korekty przednie/posterioralne (A/P)

 Konfiguracja ma na celu umożliwienie łatwiejszej wizualizacji przewidywanego celu leczenia przy włączaniu elastycznych materiałów międzykarbowych do planu leczenia. Poszczególne ruchy zębów wymagane do wyrównania zębów są ustawiane w taki sposób, aby efekt korekcji zgryzu był wyświetlany za pomocą przycisków i gumek.

 Elastyczne zużycie zaleca się stosować od początku leczenia, kontynuując je aż do uzyskania pożądanej korekcji A/P.

Etap redukcji międzyproksymalnej (IPR)

 Czas trwania praw własności intelektualnej jest automatycznie ustawiany, gdy istnieje lepszy dostęp do styków interproksymalnych.

 Prawa własności intelektualnej będą wystawiane, gdy zęby nie zachodzą na siebie w znacznym stopniu, aby uniknąć wykonywania praw własności intelektualnej na powierzchniach, które mogą zostać uszkodzone.

za pomocą takich narzędzi jak wiertła, paski i tarcze tnące pod ostrym kątem.

- Oszczędność niezbędnych praw własności intelektualnej może być konieczna w przypadku rozbieżności między Boltonem a innymi problemami dotyczącymi rozmiaru zębów, dopóki zęby nie zostaną wyrównane, aby uniknąć usunięcia szkliwa pod kątem.

Inscenizacja dla ruchu zębów

- Przypadki są etapowane w celu umożliwienia jednoczesnego wykonywania ruchów łączonych dla każdego zęba.
- Ząb, który musi poruszać się najbardziej (ząb główny) określi minimalną liczbę wymaganych etapów. Wszystkie inne zęby poruszają się wolniej niż zęby ołowiane.
- Wszystkie zęby poruszają się przez cały czas trwania leczenia.

Załączniki

- Zaczepy są teraz umieszczane w środku korony vs. 2 mm od brzegu dziąsła.
- Zmniejszono wartości obrotu i wytłaczania w celu uruchomienia automatycznego umieszczania osprzętu.
- Przystawki obrotowe są automatycznie dobierane proporcjonalnie do wielkości korony klinicznej.
- Przystawki są umieszczane dla mniejszych obrotów.
- Dłuższe korony kliniczne automatycznie uzyskają dłuższe zamocowanie obrotowe.

- Prostokątne przystawki pionowe o grubości jednego milimetra służą do obracania okrągłych zębów lub kłów, jak również do tłumaczenia zębów sąsiadujących z miejscem ekstrakcji.
- Standardowo na przedtrzonowcach stosuje się poziome ukosowane prostokątne przystawki o grubości 1 mm (wymiar językowo-burkowy) w celu utrzymania wyrównywaczy podczas ruchów inwazyjnych, takich jak wyrównywanie krzywej dolnej Spee w głębokim zgryzie, wyciskanie i kontrola osi podłużnej zęba podczas ruchów skręcających.

Etap ruchu zębów (Stage of Tooth Movements)

- Prędkości liniowe i obrotowe zębów są śledzone oddzielnie.
- Minimalna liczba etapów leczenia określana jest za pomocą zęba głównego (zęba poruszającego się najbardziej) na podstawie jego maksymalnej prędkości obrotowej lub liniowej.
- Wolniejsze obroty są etapowane w leczeniu (wybór jednego lub dwóch stopni obrotu na etap).
- Ruchy wszystkich zębów są wykonywane jednocześnie. Jest to podobne do efektu lekkiego drutu i zamków o niskim współczynniku tarcia dla wyrównywania i wyrównywania w tym sensie, że wszystkie zęby poruszają się podczas całego leczenia. Ma to tę zaletę, że tworzy niezbędną przestrzeń dla ruchów i spowalnia wszystkie ruchy zębów z wyjątkiem ruchu na zębie, który zajmuje najwięcej etapów, aby zakończyć przy danej prędkości (ząb główny).
- Widoczna przestrzeń (ok. 0,05 mm) jest zapewniona pomiędzy

zębami podczas ruchów za innymi zębami.

- Rozbudowa zamiast praw własności intelektualnej jest wykorzystywana jako podstawowy sposób na zwiększenie dostępnej przestrzeni do korekcji tłumu.

Międzynarodowy system Clear Aligner10,[84]

System ten został opracowany w 2004 roku przez Tae Weon Kim w celu rozwiązania drobnych problemów z ruchem zębów i nawrotami ortodontycznymi po leczeniu. Jest to proste i tanie urządzenie dla ortodontów, a nawet stomatologów ogólnych.

Fabrykacja:

Materiał najlepiej obrabia się w maszynie do formowania ciśnieniowego, takiej jak BIOSTAR lub MINISTAR (Sheu-Dental). Konieczne jest wykonanie modelu ustawienia z progresywnym ruchem zęba, który należy skorygować. W pierwszym tygodniu nakłada się na pacjenta folię DURAN 0,5 mm, a następnie w drugim tygodniu zastępuje się folią 0,625 mm C-A, a w trzecim tygodniu folią 0,75 mm. Po tym trzytygodniowym odstępie czasu powstaje nowy model C-A z nowego modelu konfiguracji. CLEAR-ALIGNER powinien być wymieniany co trzy tygodnie z każdego modelu pobranego w odstępach trzytygodniowych. Procedura wytwarzania jest następująca:

A) Wytłaczanie i przycinanie odlewów i wycinanie wycinków

Procedura impresji jest wykonywana normalną metodą. Obrabiany odlew wykonany jest z twardego kamienia. Następnie odlewane krawędzie są przycinane i usuwane są pęcherzyki powietrza (Rys. 45,46).

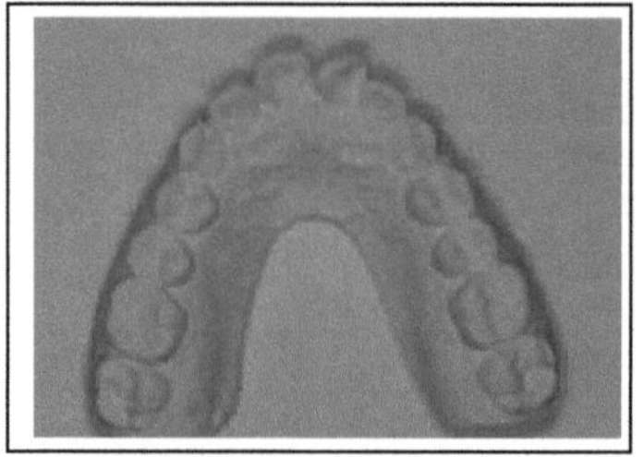

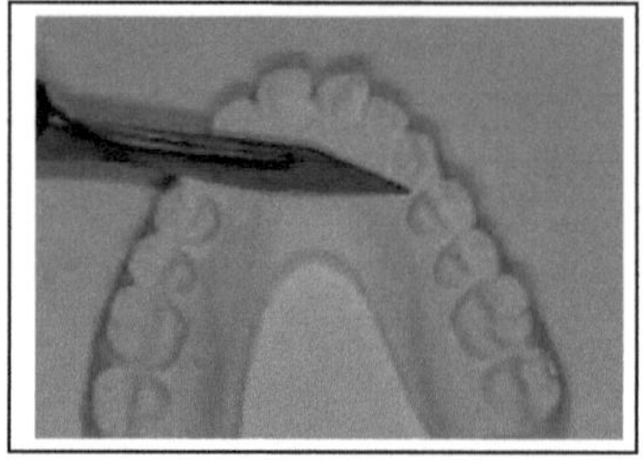

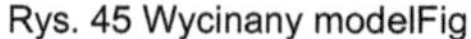

Rys. 45 Wycinany modelFig . 46 Usuwanie pęcherzyków powietrza

B) Rysowanie linii odniesienia

Linie odniesienia są rysowane na stronie wargowej i językowej zębów wymagających korekty położenia (rys. 47,48). Krawędzie sieczne są zakodowane kolorystycznie, aby umożliwić nakładanie się na fotografie modeli w programie Clear Aligner Software. Modele są następnie zorientowane tak, aby posiadały trwałe oznaczenia na nich w celu zapewnienia odtwarzalności w oprogramowaniu Clear Aligner.

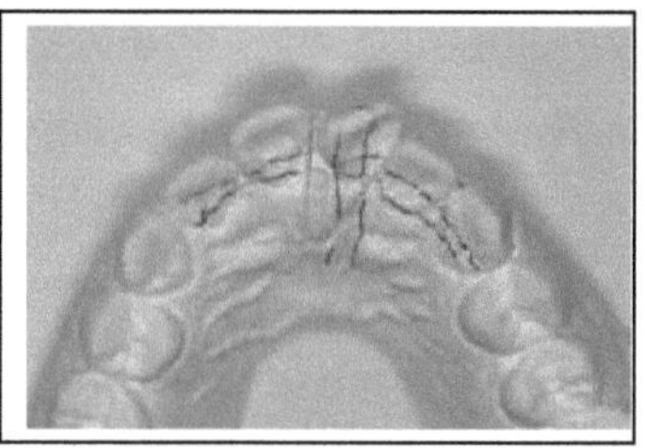

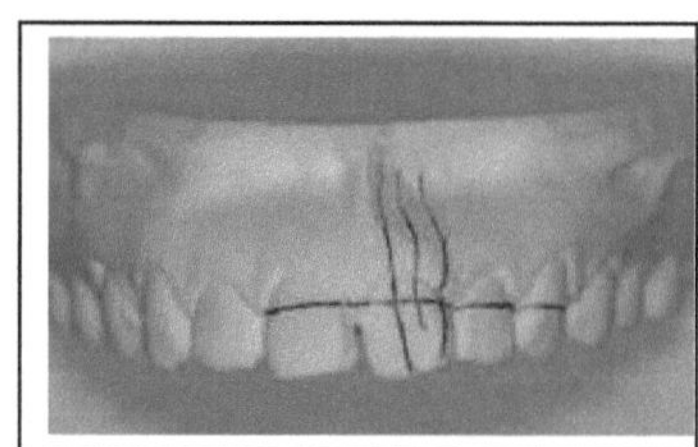

Rys. 47 Rys. 47 Rysunek linii odniesienia (językowy) Rys. 48 Rysunek 48 Rysunek linii odniesienia (wargowy)

C) Piłowanie i przycinanie

Zęby są dzielone jak w systemie ESSIX bez uszkodzenia konturu proksymalnego (rys. 49,50). Cięcie poziome z tarczą wykonuje się w odległości 5-6 mm od brzegu dziąsła. Przy cięciu pionowym grubość piły wynosi 0,3 mm, jednak średnia przestrzeń cięcia w odlewie kamiennym wynosi 0,5 mm. Klinicyści powinni uwzględnić te pomiary w przypadku, gdy

rozebranie się było już wcześniej zrobione. W przypadkach bez striptizu, cięcie między zębami należy wykonać najpierw wiertłem szczelinowym od poziomego cięcia do krawędzi brodawki; następnie odlew jest łamany, aby zachować punkt styku międzyzębowego.

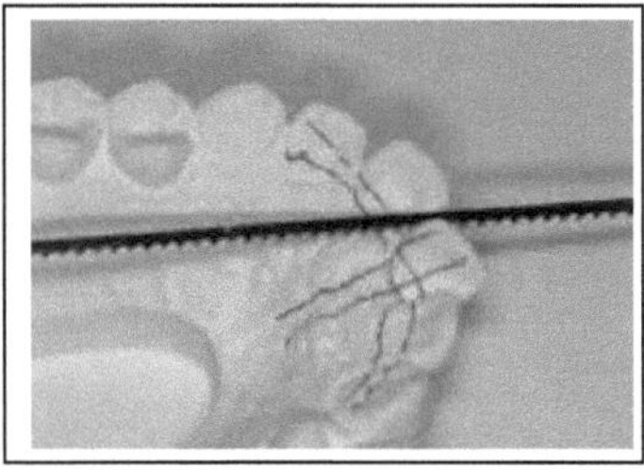

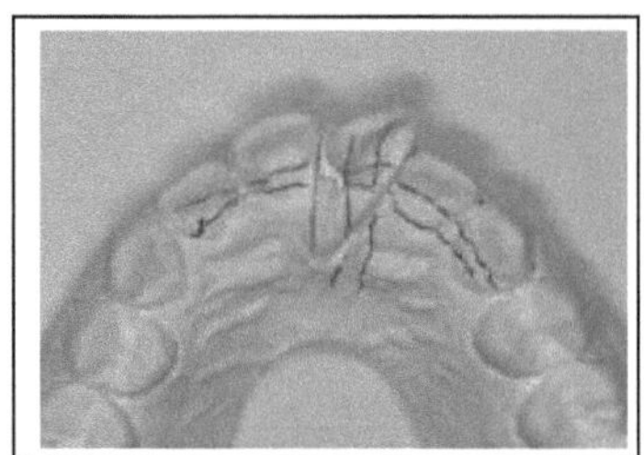

Rys. 49 Piłowanie ostrzem 0,3 mmRys. 50 Oddzielny lewy górny siekacz

D) Model konfiguracji diagnostycznej

Oddzielone zęby są umocowane woskiem użytkowym tak, że są w normalnym zgryzie, w relacji naddziąsłowej z łukiem (ryc. 51). Model ten jest dobry nie tylko do przedstawiania oczekiwanych wyników pacjenta, ale także do określania przewidywanych zmian profilu i szacowanego czasu leczenia. Jest to również doskonałe źródło informacji na temat ilości zastosowanych Clear Aligners.

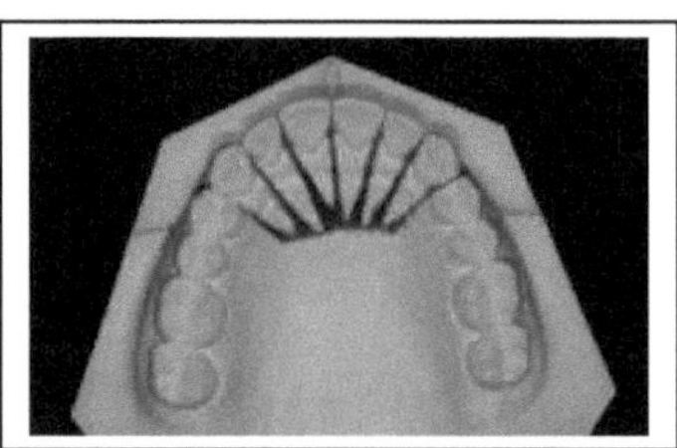

Rys. 51 Model konfiguracji diagnostycznej

E) Kolejność przetwarzania Wyczyść wyrównywacze

Ponieważ przezroczyste wyrównywacze są produkowane ręcznie przy użyciu oprogramowania jedynie jako wytyczne ułatwiające sekwencjonowanie ruchu zębów, ważne jest, aby lekarz ustalił wytyczne dotyczące stopniowego wykonywania ruchów zębów. Ekspansja to pierwszy ruch, jaki do tego doszło. Progresywne wyrównywanie następuje po nim. W razie potrzeby przeprowadza się striptiz, a następnie próbuje się zamknąć przestrzeń. Nadmierna korekta, jeśli jest wymagana, jest inicjowana przed ustanowieniem protokołu zatrzymania.

F) Kalibracja ruchu zębów

Po ustaleniu planu leczenia planowany jest ruch zębów z uwzględnieniem zależności pomiędzy dostępnymi przestrzeniami/rozbiórką a ruchem siekaczy, zależności pomiędzy zmianą kątową a zmianą wysokości poziomą/pionową, która ma być wprowadzona w zęby oraz momentu obrotowego, który ma być ustalony w segmencie przednim. W tym celu stosuje się kontroler modelowy, który mierzy zmiany w położeniu zębów. Ruchy zębów są następnie planowane w opisanej kolejności.

G) Przyśpieszenie

Postęp oznacza dopuszczalny zakres ruchu zębów ortodontycznych w kierunku skorygowanej pozycji. Trzy etapy w wyraźnym wyrównawczym leczeniu są:

1) Etap początkowy: z przesunięciem o 0,5 mm w każdym etapie.

2) Aktywny etap: z ruchem 1,0 mm w każdym etapie.

3) Etap zatrzymania: bez ruchu.

W pierwszych 3 tygodniach leczenia Clear Aligner, zakres ruchu zębów powinien być mniejszy niż 0,5 mm. W fazie aktywnej zakres ruchu zębów nie powinien przekraczać 1 mm na zmianę ustawienia osi. Gdy zęby są już zaawansowane, są one naprawiane woskiem użytkowym. Należy sprawdzić ruch tych zębów za pomocą odpowiednich instrumentów (Bernklau Plate (Rys. 52), Model-Checker (Rys. 53) i Clear Aligner Software (Rys. 54). Następnie cięcia blokuje się żywicą blokującą LC (Rys. 55).

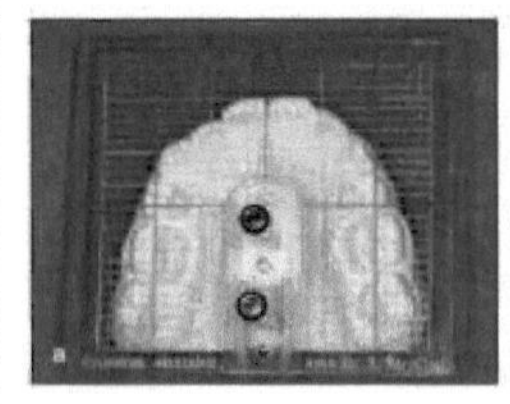
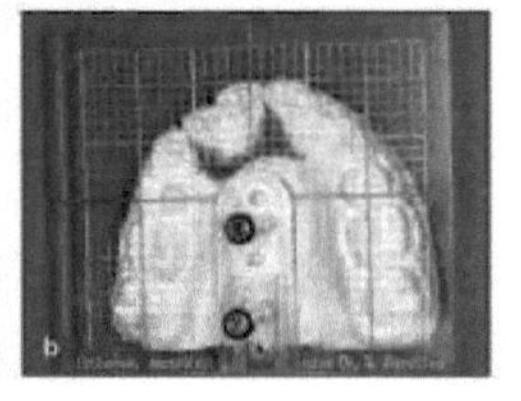

Rys. 52 Bernklau plateFig . 53 Oprogramowanie Clear Aligner Software

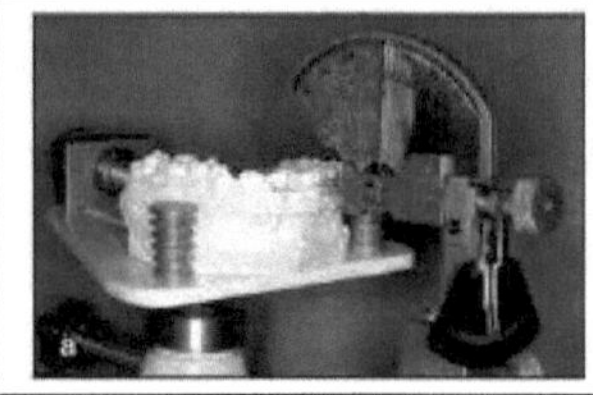
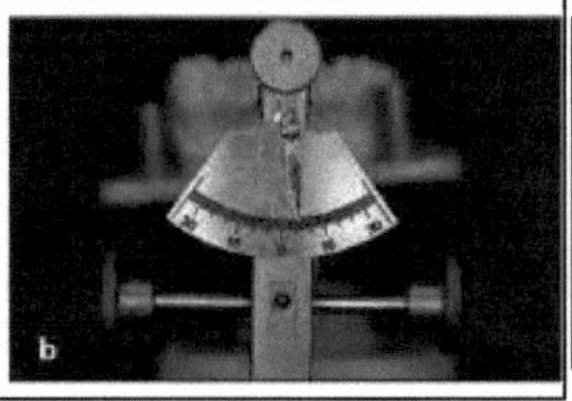
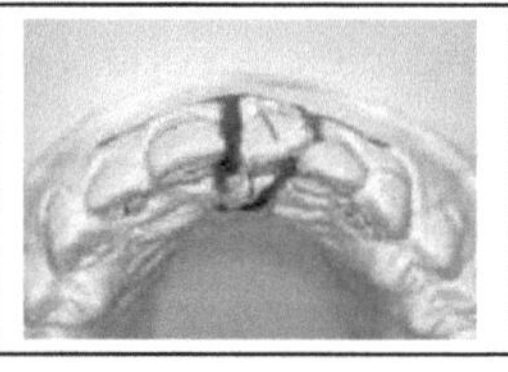

Rys. 54 Model checkerFig . 55 Blokowanie za pomocą żywicy LC Block-out

H) Clear Aligner Manufacturing (produkcja w systemie Clear Aligner)

Po ustaleniu celów leczenia można od razu rozpocząć produkcję wyrównywaczy. W tym samym celu stosuje się Biostar / Ministar (Rys. 56). Trzy przezroczyste wyrównywarki o różnej grubości (0,5, 0,625, 0,75 mm) są używane do wykonywania miękkich, średnich i twardych wyrównywarek. Te urządzenia są następnie przycinane i polerowane. Czyszczenie ultradźwiękowe z użyciem 75% etanolu jest konieczne.

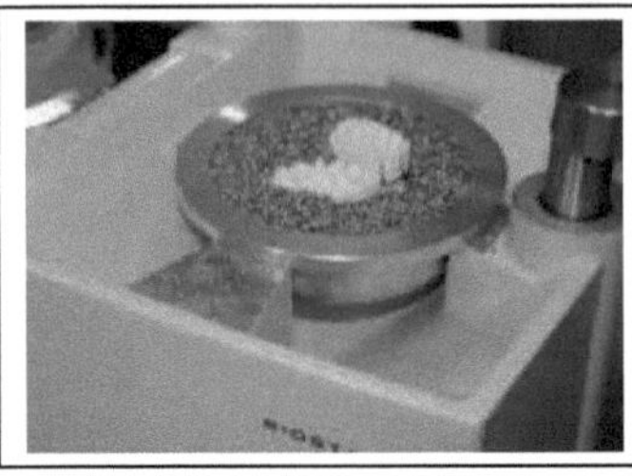

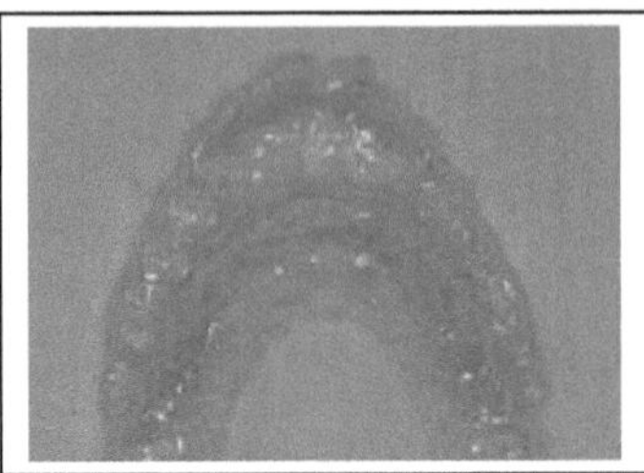

Rys. 56 Maszyna do formowania ciśnieniowego Biostar Rys. 57 Przezroczysty wyrównywarka gotowa do aplikacji

l) Aplikacja dla pacjenta

Po sterylizacji promieniami UV, na pacjenta nakładany jest Clear Aligner (Rys. 57). Krańcowe przycinanie wykonywane jest w celu wyeliminowania nadciśnienia na tkanki dziąsłowe. Współpraca pacjenta jest monitorowana przed rozpoczęciem kolejnego etapu.

Kilka zaleceń:

- Pacjent powinien trzymać się z dala od zbyt twardego lub twardego pokarmu.
- Ćwiczenie żucia wspomaga efektywny ruch zębów, dlatego pacjenci powinni ćwiczyć lekkie żucie podczas noszenia Clear Aligner.
- Urządzenie powinno być usuwane podczas posiłków, ale ponownie nakładane po szczotkowaniu.
- Jeśli ból jest nie do zniesienia, pacjenci muszą usunąć urządzenie i natychmiast skonsultować się z lekarzem.

- Zalecany czas noszenia wynosi 17 godzin dziennie, więc okres leczenia wydłuży się, jeśli urządzenie jest noszone krócej niż 12 godzin.

każdego dnia. Jeżeli pacjenci nie zastosują się do tej polityki, całkowity koszt ich leczenia zostanie zwiększony, ponieważ liczba miesięcy leczenia zostanie zsumowana. Pacjenci powinni być poinformowani, że poziom ich współpracy decyduje o tym, jak skuteczne będzie ich leczenie, jak również o okresie leczenia.

OCENA KLINICZNA

Ocena kliniczna systemu ESSIX

Aparat został wykorzystany w urządzeniach retencyjnych9 i umożliwia również aktywny ruch zębów. Zgłaszano również przypadki mostów retencyjnych, urządzeń przyzwyczajeniowych17 , wyprostowania i dystalizacji trzonowej17 , utrzymania przestrzeni17 oraz uzupełniania brakujących zębów15. Alternatywnie można go użyć do produkcji osłon na ukąszenia35 i tac wybielających26. Samoloty ugryzieniowe Essix17 były niezwykle przyjazne dla klinicystów, nie wymagając tylnych rozszerzeń. Siła wzmocnionej retencji dla leczonych przednich ukąszeń otwartych22 została również wykazana za pomocą zużycia sprężystego.

Armbruster i Sheridan36 opisują zastosowania systemu w zakresie wywracania, skręcania, obracania, wtargnięcia, zamykania przestrzeni oraz zastosowań elastycznych klasy II i klasy III.

Ruch zębów został wywołany przez urządzenia ESSIX przy użyciu dwóch systemów podstawowych. Pierwszy z wykorzystaniem szczypiec termo-szczypiec Hilliard do zmiany tworzywa sztucznego przez termoformowanie go w miejscu33 , a drugi przez kopce, które polegają na umieszczeniu małych kopców kompozytu na powierzchni zęba36. Tworzywa sztuczne mogą być swobodnie włączane do projektów urządzeń29.

Sheridan i wsp. opisali ruchy za pomocą urządzeń ESSIX, tworząc Divoty i Windows16, jednocześnie na miejscu aplikacji ciśnieniowej i ruchu zębów.

Urządzenie wykorzystuje ekspansję i interproksymalną redukcję19 jako sposób na uzyskanie miejsca. Specjalne przyrządy pomiarowe do precyzyjnego pomiaru praw własności intelektualnej to

rekomendowane. Sheridanowi przypisuje się również korzystanie z ARS dla praw własności intelektualnej. Obecnie system intensywnego striptizu oraz system Profin są szeroko stosowane.

System ten przetrwał próbę czasu, jest w całości zarządzany przez lekarza/technika używającego go i jest niezwykle podatny na modyfikacje i innowacje w zależności od konkretnych scenariuszy przypadków. Jest to najtańszy system wyrównujący spośród wszystkich dostępnych.

Ocena efektów leczenia Invisalign:

Skuteczność kliniczna:

Przeprowadzono trzy podłużne badania kliniczne49[,50,76] oraz dwa badania przekrojowe12[,68] oceniające urządzenie Invisalign. Te pierwsze badania wykazały, że zastosowanie tego aparatu jest skuteczne w przypadku kilku rodzajów ruchów zębów, takich jak wywrócenie, rotacja siekaczy i zamknięcie naturalnie występującej przestrzeni. Trudniejsze ruchy, takie jak ruch ciała w celu zamknięcia przestrzeni ekstrakcyjnej, były mniej skuteczne. Jedno z tych badań wykazało również, że ingerencja była przewidywalna przy użyciu wyraźnych wyrównywaczy. Jednak badania te zostały przeprowadzone w ciągu pierwszych czterech lat rozwoju urządzenia.

Pierwszym z tych badań49[,50,76] było badanie oceniające różne materiały urządzenia, które nie są już używane (materiał miękki w porównaniu z materiałem twardym) oraz to, czy bardziej efektywny był odstęp czasu pomiędzy kolejnymi wyrównywaczami, wynoszący od jednego do dwóch tygodni przed przejściem pacjenta do następnego. W ciągu ostatnich ośmiu lat, protokół wymiany wyraźnych wyrównywaczy wynosił dwa tygodnie zużycia dla każdego urządzenia. Urządzenia inwalidzkie są obecnie produkowane przy użyciu

materiał o średniej sztywności w porównaniu z materiałami wykorzystanymi w tym badaniu.

W jednym z badań przekrojowych12 porównano pierwsze pięćdziesiąt kolejnych wyraźnych przypadków wyrównywania, które zostały wykonane przez ortodontę, z pięćdziesięcioma przypadkami dopasowanymi, wykonanymi przy użyciu urządzeń stacjonarnych. Wykorzystując amerykańską Radę Ortodoncji (American Board of Orthodontics), naukowcy stwierdzili, że użytkownicy urządzeń stacjonarnych generalnie zakończyli leczenie z lepszymi wynikami niż ci, którzy stosowali wyraźne wyrównywacze. Ortodonta, który leczył pacjentów, był amerykańska Rada Ortodoncji Diplomate z ponad dwudziestopięcioletnim doświadczeniem w pracy z urządzeniami stałymi. Pacjenci w tym badaniu byli leczeni w latach 1999-2002, kiedy to wyraźne wyrównywarki były stosunkowo nowe i miały wcześniej odnotowane ograniczenia.

W innym badaniu przekrojowym68 oceniano wyniki retencji po leczeniu z wykorzystaniem tradycyjnej ortodoncji i systemu Invisalign przy użyciu obiektywnego systemu klasyfikacji ABO i zauważono istotną zmianę w punktacji po co najmniej roku retencji z systemem Invisalign w porównaniu z tradycyjną ortodoncją. Można to wyjaśnić naruszeniem szerokości międzykaniny w dolnych przedsionkach w związku z rozszerzeniem z Invisalign i niestosowaniem etapowych praw własności intelektualnej w początkowych stadiach Invisalign.

Kontrola płytki nazębnej i wpływ na przyzębie i szkliwo:

Badania41[,49,50] wykazały statystycznie istotne zmniejszenie ilości płytki nazębnej i zapalenia dziąseł w trakcie leczenia. Liczne badania wykazały, że leczenie ortodontyczne przy użyciu stałych urządzeń, nawet w przypadku zastosowania wysoce ustrukturyzowanego programu profilaktycznego w celu zminimalizowania wpływu na

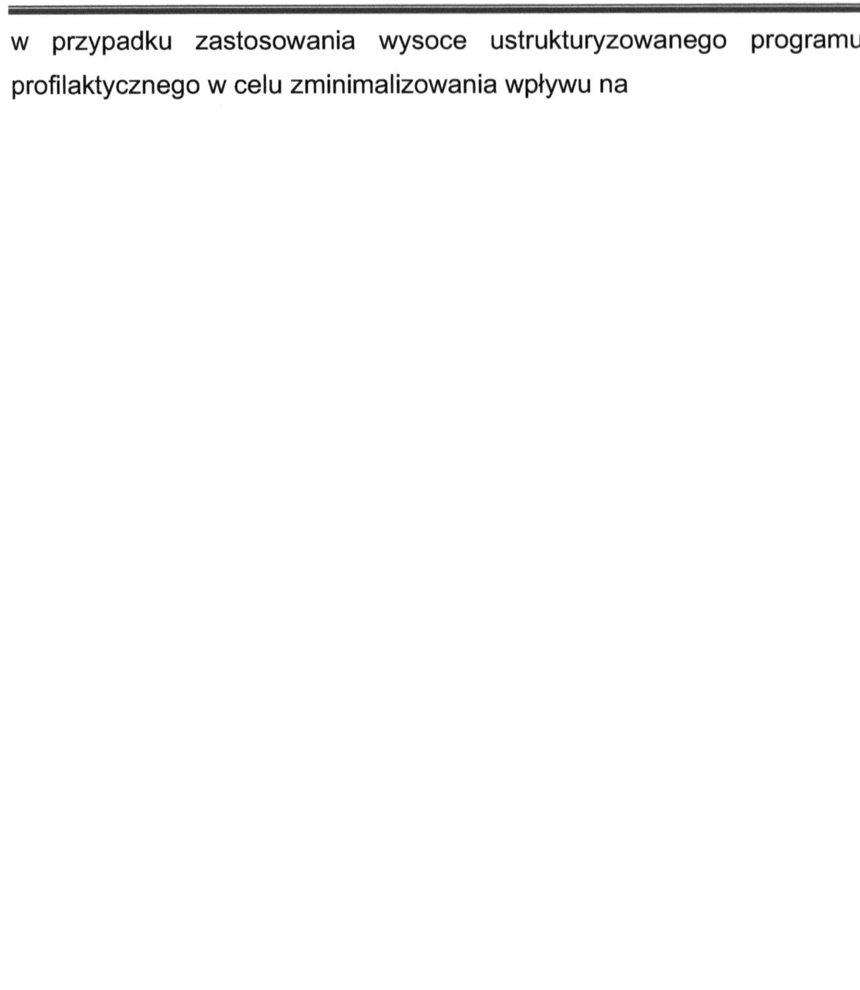

tkanek przyzębia i szkliwa, często zwiększa płytkę nazębną i zapalenie żył.

Akceptacja pacjenta:

W niedawnym badaniu65 na temat poziomów dyskomfortu w leczeniu z użyciem aparatów stałych ustalono, że aparaty te powodują znacznie mniejszy dyskomfort pacjenta w porównaniu z aparatami stacjonarnymi do leczenia śluzówkowego, bolesność zębów i kilka innych obszarów potencjalnego dyskomfortu, którego zwykle doświadczają pacjenci podczas leczenia ortodontycznego aparatami stałymi.

Resorpcja korzeni:

Pacjenci z krótkimi korzeniami mogą być również dobrymi kandydatami na wyraźne wyrównywarki. Ostatnie badanie nie wykazało wymiernej resorpcji korzeni w badaniu wzdłużnym 100 kolejnych pacjentów z Invisalign (Wheeler T, w przygotowaniu). Jednakże ustalenie to mogło wynikać z faktu, że pacjenci byli leczeni krócej niż w badaniach nad pacjentami aparatów stałych. To odkrycie Invisalign kontrastuje z odkryciami w przypadku urządzeń stacjonarnych, które generalnie wykazują średnio 10 procent pacjentów mających klinicznie znaczącą resorpcję korzeni na poziomie 3 mm lub więcej89.

Leczenie łagodnych, otwartych ukąszeń przednich:

Ciekawe odkrycie przy użyciu przezroczystych wyrównywaczy odnotowano u pacjentów z łagodnym przednim, otwartym zgryzem63. U tych pacjentów zgryz może się nieco zamykać podczas leczenia z powodu uciążliwego wpływu na zęby tylne, wynikającego ze zwiększonej odległości międzyzębowej od obecności aparatu o podwójnej grubości.

materiały. To częściowo zamyka zgryz, nadając zębom tylnym siłę inwazyjną z naturalną siłą zgryzu pacjenta. Stanowi to kontrast w stosunku do leczenia pacjenta z podobną wadą zgryzu otwartego, w którym aparaty stałe mogą wytłaczać zęby podczas leczenia i mogą prowadzić do zwiększenia ilości zgryzu otwartego, zwłaszcza gdy do wytłaczania zębów przednich stosuje się gumki międzykarbowe90.

Parafunkcjonalne nawyki:

Pacjenci, którzy mają nadmierne zużycie zębów spowodowane zgrzytaniem lub obiciem, mogą być również dobrymi kandydatami do leczenia wyrównującego, ponieważ urządzenia te służą jako cienka osłona nocna zapobiegająca zużyciu okluzyjnemu. Po zakończeniu leczenia, wyraźne uchwyty są zazwyczaj noszone w nocy bezterminowo w celu ich przechowywania. Może to potencjalnie zmniejszyć skutki nocnego zaciskania, szlifowania lub bruksizmu w czasie. Najnowsze badanie przeprowadzone przez Nedweda i Meithke91 oraz inne badanie przeprowadzone przez Millera i wsp. 65 wykazało, że nawet wśród pacjentów, którzy w przeszłości mieli parafunkcjonalne nawyki i ból, wyraźne wyrównywanie poziomu leczenia faktycznie zmniejsza dyskomfort miofizjologiczny związany z parafunkcjonalnymi nawykami, takimi jak zaciskanie, szlifowanie i bruksowanie podczas leczenia. Można to przypisać potencjalnemu efektowi podwójnej szyny urządzeń, które rozbijają zęby o gładkie powierzchnie z tworzywa sztucznego.

Leczenie pacjentów z rozległymi protezami i uzupełnieniami:

Kolejną potencjalną zaletą leczenia z użyciem wyraźnego wyrównującego są pacjenci z dużą ilością porcelany, złota lub bardzo dobrze odrestaurowanych jamy ustnej. Gdy urządzenia stacjonarne są połączone i odkostnione, powierzchnie metalowe lub porcelanowe zębów są zazwyczaj trudniejsze do utrzymania urządzeń podczas

leczenia. Istnieje również możliwość uszkodzenia powierzchni porcelany, złota lub innych uzupełnień metalowych w czasie odkostniania.

Leczenie głębokich ugryzień i ugryzień krzyżowych:

Zaletą stosowania wyraźnego leczenia wyrównującego może być również korekta głębokiego zgryzu41,[44] ze względu na bardziej przewidywalną naturę mechaniki ortodontycznej i usunięcie zębów, co eliminuje problemy napotykane przy aparatach stałych z zakłóceń zgryzu. [63]

Ostatnio wykazano, że zgryzy zębów przednich i tylnych można skutecznie leczyć za pomocą wyraźnego leczenia wyrównującego63 , najprawdopodobniej ze względu na efekt wyłączenia zębów za pomocą wyraźnego leczenia wyrównującego.

Wykazano, że wyraźne leczenie wyrównujące w połączeniu z urządzeniami stacjonarnymi umieszczonymi w czasie operacji jest skuteczną formą leczenia pacjentów z trudnymi operacjami ortognatycznymi, wymagającymi ruchów chirurgicznych we wszystkich trzech płaszczyznach przestrzeni. [58]

Wykorzystanie technologii do planowania leczenia i komunikacji z pacjentem:

Inną niedawno opublikowaną zaletą przejrzystego leczenia wyrównującego jest wykorzystanie planu komputerowego jako wirtualnej konfiguracji diagnostycznej69. Podczas przeglądania tego planu można podjąć decyzję o odpowiedniej strategii leczenia pacjenta, która może obejmować dystrybucje trzonowców, gumy międzykarbowe, ekstrakcję, redukcję międzyproksymalną (IPR), ekspansję lub niektóre z nich.

kombinacja tych. Wstępna konfiguracja komputera może zapewnić diagnostykę terapeutyczną. Inne zalety to ocena zakotwienia za pomocą narzędzia do nakładania lub narzędzia symulacji chirurgicznej (ruchu międzykarbowego).

Dodatkowe korzyści wymienione w tych sprawozdaniach obejmują zapewnienie urządzenia konsultacyjnego pokazującego pacjentom ograniczenia w leczeniu; narzędzia komunikacyjnego umożliwiającego przesłanie pacjentom i lekarzom kierującym skróconej wersji leczenia wirtualnego; oraz sprawdzenie, czy osoba dostosowująca jest na dobrej drodze.

Inne unikalne zalety tego oprogramowania to możliwość oceny wszystkich etapów leczenia w celu określenia biomechanicznej i biologicznej wykonalności leczenia oraz analizy ścieżek, przez które zęby poruszają się podczas symulowanego leczenia.

Kliniczna ocena systemu Clear Aligner System (Clear Aligner System)

System Clear Aligner wykorzystuje pomoc cyfrową do oceny ilości ruchu, który wykonuje w różnych etapach oraz do opracowania planu leczenia. Jednakże, wyrównywacze są wykonywane ręcznie. Chociaż system jest kontrolowany przez klinicystę, pozwala na leczenie śródoperacyjne, jeśli jest wskazane, i może być bardzo łatwo zmieniony w połowie kursu, wymaga to wielokrotnych wizyt pacjenta w gabinecie ortodontycznym oraz przeszkolonego personelu laboratoryjnego w celu zapewnienia dokładności systemu. Protokoły w tej sprawie były propagowane przez Kim, Gaugel i Duisburg. Zdecydowanie spełnia swoją obietnicę bycia systemem o niskich kosztach w porównaniu z istniejącymi systemami CADCAM, ale wymaga skomplikowanego sprzętu w porównaniu z systemem ESSIX. W swoich publikacjach oferuje literaturę kliniczną w różnych wersjach językowych.

innowacje z wykorzystaniem alignerów, tj. Cow Catch i Suspender aligners (Kim)[85]. Zastosowanie szczypiec do formowania Divot i innych szczypiec termoformujących z wyrównywaczami zdecydowanie zwiększa skuteczność. Skuteczność zakresu jej zastosowań wymaga dalszych badań klinicznych jako efektów długoterminowych i dokładności.

WZGLĘDY BIOMECHANICZNE87

DOSTARCZANIE SIŁY ORTODONTYCZNEJ Z PLASTIKOWYCH WYRÓWNYWACZY

Systemy sił są przykładem założenia, na którym opiera się ruch ortodontyczny zębów. Plastikowe wyrównywacze wytwarzają siły wynikające z następujących czynników:

WŁAŚCIWOŚĆ ELASTYCZNA WYRÓWNYWACZA

Siły, które przesuwają zęby za pomocą wyrównywaczy są generowane przez materiał wyrównujący. Siły te są w wysokim stopniu kontrolowane, ponieważ zęby dystansowe mają być przesuwane. Powszechnie przyjmuje się, że taca wyrównująca wytwarza około 50 gramów siły przy pierwszym umieszczeniu. Z czasem ten poziom siły spada z powodu 2 czynników:

- Efekt tłumienia PDL
- Rozluźnienie naprężeń występujące w materiale, z którego wykonano wyrównywarkę.

Badania materiałowe wyraźnie wskazują, że zastosowanie grubszego materiału poliuretanowego powoduje większą kontrolę ruchu zębów.0,75 mm i 0,50 mm grubości wyrównywaczy mają większą sztywność i skuteczność kliniczną w porównaniu z 0,25 mm grubości wyrównującego49[,50].

Zmęczenie materiału determinuje stałość siły danego alignera i badania generalnie zalecają zmianę alignera co tydzień lub dwa tygodnie w zależności od używanego systemu49[,50].

SIŁY ZGRYZOWE

Siły żucia lub aparat żucia są odpowiedzialne za lepsze osadzenie wyrównywacza, aby mógł on wywierać odpowiednią siłę i kontrolę zakotwiczenia, powodując pożądany ruch zęba.

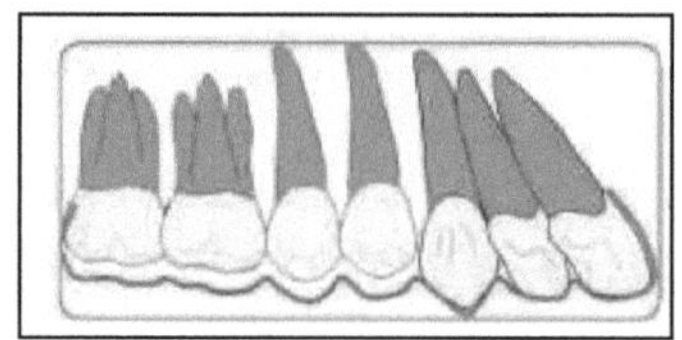

Rys. 58 Siła wtargnięcia wynika z siły żucia.

STOSOWANIE PRZYSTAWEK, URZĄDZEŃ POMOCNICZYCH I PRZYSTAWEK11

Proffit stwierdza, "może być trudno utrzymać zdejmowalne urządzenia w miejscu w stosunku do przemieszczających się efektów pary sprężyn z ciężką aktywacją. Zwykle stosowanym rozwiązaniem ortodontycznym jest mocowanie stałe na zębie, skonstruowane w taki sposób, że siły mogą być przyłożone w dwóch punktach ".Geometria i położenie zębów są ważnymi wyznacznikami tego, gdzie powinny być zlokalizowane punkty.

Terapeuta Aligner zawsze stosował adiunkty, przywiązania i środki pomocnicze. Można je zaklasyfikować jako:

- Ci, którzy utrzymują urządzenie zwiększające retencję.
- Te, które zapewniają lub wspierają funkcje pomocnicze
- Ci, którzy wspomagają ruchy
- Albo na podstawie tego, czy są one przymocowane do zęba, czy też uformowane w urządzeniu.

W terapii Essix i przezroczystej terapii wyrównującej rutynowo stosuje się termoformowane haki mocujące na materiałach wyrównujących do mocowania elastyków i

sprężynami. W systemie Essix polecane są również przegrody i okna, które pomagają w zatrzymywaniu i przesuwaniu zębów za pomocą aparatów. Przyciski łączone na zębach są stosowane zarówno w systemie Essix, jak i w przezroczystym wyrównywarce, do wykonywania ruchów ekstruzyjnych i inwazyjnych. W systemach Invisalign i 3D Ortholine stosuje się nakładki klejone na zęby o różnych kształtach i rozmiarach, wykonane z płynnych kompozytów. W zależności od kształtu, pozycji, widoczności i stopnia zaawansowania tych elementów mocujących, zapewniają one utrzymanie aparatu lub zapewniają niezbędny moment, aby wymusić proporcje wspomagające ruch zęba. Uchwyt może mieć kształt -ellipsoidalny lub prostokątny,

Mogą być umieszczone w pozycji poziomej lub pionowej w różnych miejscach na zębie, aby uzyskać pożądany specyficzny ruch zęba.

Wyrównywacze są noszone z założeniem, że wytwarzają siłę przerywaną i oferują przyłożenie siły 3D. Literatura wskazuje, że lekkie, krótkotrwałe lub cykliczne zastosowania sił mogą powodować ruch zębów porównywalny do lekkich, ciągłych sił. Czas noszenia alignera powinien wynosić 10-12 godzin co najmniej u nastolatków i dzieci oraz 18-20 godzin dla dorosłych.

Częstotliwość zmian i wielkość ruchu zęba spowodowana pojedynczą zmianą wyrównującego jest określana przez specyficzny system stosowany przez klinicystę i dyktuje planowaną kolejność ruchów przez ustawienie diagnostyczne.

Niektóre względy biomechaniczne72:

Po pierwszych "doświadczeniach związanych z zabiegiem" z plastikowymi wyrówniarkami i kilku opublikowanych raportach przypadków, praktycy zdali sobie sprawę, że ciało

ruchy i wytłaczanie nie są wykonywane zgodnie z oczekiwaniami. [55] W związku z tym wprowadzono dwie modyfikacje w celu poprawy kontroli korony, a w szczególności kontroli korzeni; metalowych lub przezroczystych mocowań oraz mocowań kompozytowych. [42]

Siła i chwila są potrzebne do poruszania zębami w cielesnym ruchu. W systemie Edgewise moment jest wywoływany w samym wsporniku poprzez pełne zadziałanie drutu w wsporniku. Zadziałanie we wsporniku jest koniecznością, ponieważ momenty są wytwarzane przez parę (dwie równe i przeciwstawne siły) wynikające z kontaktu drutu z przeciwległymi ścianami szczeliny wspornika.

Aby przesunąć podniebienie centralnego siekacza, gdy przyłożona zostanie siła bezpośrednia w odległości 10 mm od środka oporu, potrzebny jest moment 1000 g-mm. Do wytworzenia tego momentu we wsporniku potrzebne jest 1600g (Rys. 59). Liczba ta jest dramatycznie zwiększona o setki gramów, gdy odległość od wspornika do środka oporu staje się większa, jak w przypadku paradontozy.

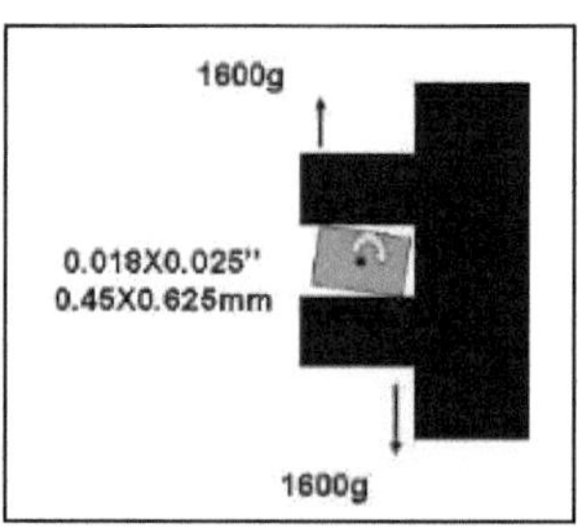

Rys. 59 Siły działające w kątowniku krawędziowym

Czy jakikolwiek plastikowy wyrówniarka, bez lub z innym mocowaniem, może wytworzyć i dostarczyć tak duże siły w jego zgryzie, a zwłaszcza w jego częściach dziąsłowych? Z dokładnych analiz urządzenia wynika, że odpowiedź jest negatywna. Nawet użycie osprzętu dodatkowego nie może się zmienić.

ta podstawowa struktura i zachowanie alignera, i nie może zmieniać praw fizycznych. Co więcej, jest bardzo mało prawdopodobne, aby plastikowy wyrówniarka mogła dostarczyć setki lub tysiące gramów na zęby bez zniekształceń. Tylko część zgryzowa wyrównywacza może dostarczyć stosunkowo większe siły na zęby. Siły te mogą głównie przechylać zęby lub je naruszać.

Kiedy plastikowy wyrówniarka po raz pierwszy pojawiła się na rynku jako opcja kompleksowego leczenia, wielu ortodontów uważało, że to przejrzyste i estetyczne urządzenie może być idealnym systemem, ponieważ obejmuje całą koronę. Indeks i kciuk zostały użyte do zademonstrowania jego działania, ale ta demonstracja palca jest myląca. Kiedy palce chwytają ciało, większość sił działa na krawędzie palców, a nie na ich podstawę. Jeśli spojrzymy na plastikowy wyrówniarka, zrozumiemy, że większość jej siły jest wywierana na samą część okluzyjną i szybko redukowana dziąsłowo.

Kiedy umieszczamy wyrównuacz na zębach, oczekujemy, że wystąpi pożądany ruch zęba. Jeśli tak się nie stanie, wyrówniarka poddaje się sztywniejszym zębom i zostaje zniekształcona. Jego krawędzie dziąseł oddalają się od zębów i nie można wywierać siły w obszarze dziąseł, podczas gdy siła koncentruje się tylko w części zgryzowej. Zniekształcenia te zapobiegają powstawaniu ewentualnych par i nie jest możliwe poruszanie się ciała zęba. Ta siła okluzyjna zachęca do wtargnięcia.

W związku z tym nierzadko można zauważyć zęby, które zostały niedesirabsko wtargnięte za pomocą wyrówniarki i jest to określane jako efekt nasion melona wodnego. Niestety, gdy dochodzi do tego niepożądanego wtargnięcia, wytłaczanie zęba przy użyciu wyłącznie wyrówniarki jest niemożliwe.

Potrzebna jest inteligentna, wyrafinowana improwizacja z użyciem pomocniczych i elastycznych urządzeń łączących. Załączniki są bardzo przydatne przy wykonywaniu retencjonowania wyrównującego. Zwiększają one powierzchnię styku między zębami a wyrównującym je narzędziem, dodając wybrzuszenia, nierówności i podcięcia.

Ponieważ wywrócenie i wtargnięcie są ruchami, które można skutecznie wykonać za pomocą plastikowego wyrównywacza, należy je stosować w przypadkach, gdy potrzebne jest tylko wywrócenie i/lub wtargnięcie. Gdy potrzebne są ruchy ciała i moment obrotowy, zastosowanie wyrównywacza może stanowić rozwiązanie kompromisowe.

Pacjenci leczeni za pomocą plastikowych wyrównywaczy muszą być poinformowani, że elementy pomocnicze mogą być połączone z ich zębami w trakcie leczenia i/lub system aparatu stałego może być stosowany w fazie końcowej dla uzyskania lepszych wyników, co oznacza przestrzeganie biologicznych, fizjologicznych i estetycznych zasad długoterminowej retencji.

Ponieważ brakuje badań klinicznych związanych z biomechaniką plastikowych wyrównywaczy, istnieje potrzeba przeprowadzenia takich badań, które wyjaśniałyby rzeczywiste efekty i różne możliwe ruchy za pomocą wyraźnych wyrównurek.

WNIOSEK

Zabiegi "Sequential Plastic Aligner" to ekscytujący rozwój w dziedzinie ortodoncji, zarówno dla pacjentów, jak i klinicystów. Jednak wyrównywacze nie są tak proste w obsłudze, jak mogłoby się wydawać na pierwszy rzut oka. Podobnie jak w przypadku większości zabiegów stomatologicznych, sukces lub niepowodzenie zależy w dużej mierze od wyboru przypadku i planowania leczenia, zanim zostaną wykonane jakiekolwiek wyrównywarki.

Urządzenia te oferują dużą zaletę w zakresie estetyki, higieny jamy ustnej, minimalnego czasu siedzenia i mogą być uważane za dobrą opcję leczenia w wybranych przypadkach z łagodnymi wadami zgryzu.

Obecne systemy mają ograniczenia w stosunku do obecnej technologii, aby osiągnąć zamknięcie przestrzeni z odpowiednim zakończeniem i momentem obrotowym w celu wytworzenia równoległości korzeni i estetycznych kątowań koron w przypadku poważnych wad zgryzu, które wymagają ekstrakcji przedtrzonowców. Przyszły rozwój techniki i technologii może przezwyciężyć te ograniczenia, a tym samym zwiększyć ich użyteczność w leczeniu poważniejszych form wad zgryzu.

BIBLIOGRAFIA

1. Sergl HG, Klages U, Zentner A. Dyskomfort funkcjonalny i społeczny podczas leczenia ortodontycznego - wpływ na zgodność i przewidywanie adaptacji pacjenta przez zmienne osobowości. Eur J Orthod 2000; 22: 307-15.
2. Buttke TM, Proffit WR. skierowanie dorosłych pacjentów do leczenia ortodontycznego. J Am Dent Assoc 1999; 130: 73-79.
3. Chenin DA, Trosien AH, Fong PF, Miller RA, Lee RS. Leczenie ortodontyczne za pomocą serii urządzeń wyjmowanych. J Am Dent Assoc 2003; 134: 1232-9.
4. Biskup A, Womack WR, Derakhshan M. Opcja estetycznego i usuwalnego leczenia dla pacjentów: Inwisalign. Dent. Asystentka. 2002; 71: 14-17.
5. Kesling HD. Filozofia urządzenia do pozycjonowania zębów. Am J Orthod 1945; 31: 297-304.
6. Nahoum H. Próżnia utworzyła urządzenie do kształtowania konturów zębów. N Y State Dent J 1964; 9: 385-390.
7. Ponitz RJ. Niewidoczne uchwyty. J Dent Res 1971; 59: 266-271.
8. Mc Namara JA Jr, Kramer KL, Juenker JP. Niewidoczne uchwyty. J Clin Orthod 1985; 19: 570-578.
9. Sheridan J, LeDoux W, McMinn R. Essix retainers: produkcja i nadzór nad trwałym zatrzymaniem. J Clin Orthod 1993; 27: 37-45.
10. Kim TW, Echarri P. Clear Aligner: Skuteczna, estetyczna i wygodna opcja dla dorosłego pacjenta. World J Orthod 2007; 8: 13-18.

11. Tuncay, OC (2006). System Invisalign. Quintessence Publishing Co, Ltd, UK.

12. Djeu G, Shelton C, Maganzini A. Ocena wyników Invisalign i tradycyjnego leczenia ortodontycznego w porównaniu z amerykańskim systemem obiektywnej oceny Ortodoncji. Am J Orthod 2005; 128: 292-298.

13. Remensynder O. Urządzenie do masażu dziąseł w leczeniu pyorrhei. Dent Cosmos 1926; 28: 381-384.

14. Modlin S. Realignment of incisors with vacuum formed devices. J Clin Orthod 1974; 8:277-281.

15. Sheridan J, Ledoux W, McMinn R. Essix Technology do produkcji tymczasowych mostów przednich. J Clin Orthod 1994; 28: 482-486.

16. Sheridan J, Ledoux W, McMinn R. Essix urządzenia: drobne ruchy zębów z podziałami i oknami. J Clin Orthod 1994; 28: 659-663.

17. Sheridan J, Ledoux W, McMinn R. Essix urządzenia termoformowane: różne zastosowania ortodontyczne. J Clin Orthod 1995; 29: 108-113.

18. Sheridan J. Uchwyt Essix do wyboru urządzenia. J Clin Orthod 1996; 30: 203-205.

19. Ballard R, Sheridan J. Air-rotor Stripping z kotwicą przednią Essix. J Clin Orthod 1996; 30: 371-373.

20. Rinchuse DJ, Rinchuse DJ. Aktywny ruch zębów dzięki urządzeniom na bazie Essix. J Clin Orthod 1997; 31: 109-112.

21. Wang F. Nowy uchwyt z tworzywa termoplastycznego. J Clin Orthod 1997; 31: 754-757.

22. Sheridan J, McFall J, Larry L. Wzmocniona siła retencji dla skorygowanych przednich otwartych ukąszeń. J Clin Orthod 1997; 31: 817-820.
23. Lindauer S, Schoff R. Porównanie Essix i Hawleyów. J Clin Orthod 1998; 32: 95-97.
24. Tuleja T. Uzasadnienie dla zdejmowanych uchwytów mocujących 1998; 32: 667-669.
25. Biały LW. Strategie zatrzymywania: Postępy pielgrzyma. J Clin Orthod 1999; 33:336-338.
26. Sheridan J, Armbruster P. Wybielanie zębów podczas nadzorowanej retencji. J Clin Orthod 1999; 33: 339-344.
27. Hilliard K, Sheridan J. Regulacja urządzeń Essix przy krześle. J Clin Orthod 2000; 34: 236-238.
28. Sheridan J, Armbruster P, Moskowitz E, Nguyen P. Unikanie demineralizacji i modyfikacji ugryzień z urządzeń plastikowych z pełnym pokryciem. J Clin Orthod 2001; 35: 444-448.
29. Rinchuse DJ, Rinchuse DJ, Dinsmore C. Elastyczna trakcja z kotwiczeniem Essix. J Clin Orthod 2002; 36: 46-48.
30. Toroglu MS, Kircelli BH, Kadioglu O. Płyty Essix do wzmocnienia mocowania przedniego. J Clin Orthod 2003; 37: 252-254.
31. Theroux KL. Nowa, uformowana faza próżniowa, którą zachowuję. J Clin Orthod 2003; 37: 384-387.
32. Armbruster P, Sheridan J, Nguyen P. Urządzenie włamaniowe Essix. J Clin Orthod 2003; 37: 412-416.
33. Urządzenie Essix: Aktualizacja technologii. Czasopismo naukowe na temat wytwarzania, przeróbek i przechowywania

urządzeń Essix. Publikacja Raintree Essix; Wiosna 2003: tom 3.

34. Giancotti A, Romanini G, Docimo R. Wczesne leczenie przedniego zgryzu krzyżowego za pomocą urządzenia Essix. J Clin Orthod 2004: 38: 161-164.

35. Morris A, Abadie F. Uniwersalne zastosowanie urządzeń termoformowanych Essix. Zdrowie jamy ustnej, 94.

36. Sheridan J, Armbruster P, Nyugen P, Pulitzer S. Kopiec zębów z kopcem Essix. J Clin Orthod 2004; 38: 435-441.

37. Gill DS, Naini FB, Jones A, Tredwin CJ. Zużycie w niepełnym i pełnym wymiarze czasu pracy po terapii urządzeniem stacjonarnym: Losowo wybrana perspektywa w toczącym się procesie. World J Orthod 2007; 8: 300-306.

38. Kwon J, Lee Y, Lim B, Lim Y. Właściwości wytrzymałościowe termoplastycznych materiałów ortodontycznych. Am J Orthod Dentofacial Orthop 2008; 133: 288-234.

39. Boyd RL, Miller RJ, Vlaskalic V. System Invisalign w ortodoncji dla dorosłych: przypadki łagodnego tłoczenia i zamykania przestrzeni. J Clin Orthod 2000; 34: 203-12.

40. Owen AH. Przyspieszone leczenie inwalidów. J Clin Orthod 2001; 35: 381-385.

41. Boyd RL, Vlaskalic V. Trójwymiarowa diagnostyka i ortodontyczne leczenie złożonych wad zgryzu przy użyciu urządzenia Invisalign. Semin Orthod 2001; 7: 274-93.

42. Miller RJ, Duong TT, Derakhshan M. Dolny siekacz z systemem Invisalign. J Clin Orthod 2002; 36: 95-102.

43. Wong BH. Invisalign A do Z. Am J Orthod Dentofacial Orthop 2002; 121: 540-541.

44. Miller RJ, Derakhshan M. System Invisalign: opis przypadku pacjenta z głębokim ugryzieniem, flaringiem górnego siekacza i ciężką krzywą Spee. Semin Orthod 2002; 8: 43-50.

45. Womac WR, Ahn J, Ammari Z, Castillo A. Nowe podejście do korekty tłumu. Am J Orthod Dentofacial Orthop 2002; 133: 310-316.

46. Vlaskalic V, Boyd RL. Kliniczna ewolucja urządzenia Invisalign. J Calif Dent Assoc 2002 październik; 30(10):769-76.

47. Lee H, Wu B, Ting K. Wstępne badania nad produkcją tac Invisalign. Am J Orthod Dentofacial Orthop 2002; 122: 678.

48. Piwo AC, Choi W, Pavlovskaia E. Komputerowe planowanie i analiza leczenia. Orthod Craniofac Res 2003. 117-25.

49. Bollen AM, Huang G, King G i in. Czas aktywacji i sztywność materiałowa sekwencyjnie wyjmowanych aparatów ortodontycznych. Część 1: Zdolność do pełnego leczenia. Am J Orthod Dentofacial Orthop 2003 Nov; 124(5):496-501.

50. Elementy KM, Bollen AM, Huang G, King G, Hujoel P, Ma T. Czas aktywacji i sztywność materiału sekwencyjnie wyjmowanych aparatów ortodontycznych. Część 2: udoskonalenia dentystyczne. Am J Orthod Dentofacial Orthop 2003;124:502-8.

51. Miller RJ, Kuo E, Choi W. Walidacja cyfrowego narzędzia do nakładania modelu Treat III firmy Align Technology's Treatgn Technology i jego zastosowanie w przypadku. Orthod Craniofac Res 2003: 143-9.

52. Kuo E, Miller RJ. Zautomatyzowana technologia produkcji na zamówienie w ortodoncji. Am J Orthod Dentofacial Orthop 2003; 123: 578-581.

53. Joffe L. Aktualne produkty i praktyka Invisalign: wczesne doświadczenia. J Orthod 2003; 30: 348-352.

54. Lau P, Wey M. Komputerowe obrazowanie, wirtualne planowanie leczenia i leczenie ortodontyczne wad zgryzu zębów przy użyciu aparatów Invisalign. Biuletyn stomatologiczny 2004; 9 (10): 3-4.

55. Schuster S, Eliades G, Zinelis S, et al. Strukturalna budowa i wymywanie z urządzeń Invisalign poddanych starzeniu in vitro i odzyskiwanych. Am J Orthod Dentofacial Orthop 2004; 126: 725-728.

56. Turpin DL. Badania kliniczne były potrzebne, aby odpowiedzieć na pytania dotyczące Invisalign. Am J Orthod Dentofacial Orthop 2005; 127: 157-158.

57. Eliades T, Bourauel C. Starzenie wewnątrzustne materiałów ortodontycznych: obraz, którego nam brakuje i jego znaczenie kliniczne. Am J Orthod Dentofacial Orthop 2005; 127: 403-412.

58. Boyd RL. Chirurgiczno-ortodontyczne leczenie dwóch pacjentów III klasy szkieletu z inwalidami i aparatami stałymi. J Clin Orthod 2005; 39: 245-58.

59. Lagravere MO, Flores - Mir C. Efekty leczenia wyrównywaczy ortodontycznych Invisalign: przegląd systematyczny. J Am Dent Assoc 2005; 136: 1724-9.

60. Turatti G, Womack R, Bracco P. Incisor Intrusion with Invisalign treatment of an adult periodontal patient. J Clin Orthod 2006; 40: 171-174.

61. Ryokawa H, Miyazaki Y, Fujishima A, Miyazaki T, Maki K. Właściwości mechaniczne termoplastycznych materiałów

dentystycznych w symulowanym środowisku wewnątrzustnym. Fale ortodontyczne 2006; 65: 64-72.

62. Womack WR. Zabieg ekstrakcji czteropolarnej z zastosowaniem Invisalign. J Clin Orthod 2006; 40: 493-500.
63. Boyd RL, Oh HS, Fallah M, Vlaskalic V. Aktualizacja dotycząca obecnych i przyszłych rozważań podmiotów dostosowujących. J Calif Dent Assoc 2006; 34(10): 793-805.
64. Giancotti A, Ronchin M. przedrestorative treatment with the Invisalign system. J Clin Orthod 2006; 40: 679-682.
65. Miller KB, McGorray SP, Womack R i in. Porównanie wpływu leczenia pomiędzy terapią Invisalign aligner i aparatem stałym w pierwszym tygodniu leczenia. Am J Orthod Dentofacial Orthop 2007; 131: 302.e1-9.
66. Phan X, Ling PH. Kliniczne ograniczenia Invisalign. J Can Dent Assoc 2007 kwiecień; 73(3):263-6.
67. Miethke RR, Brauner K. Porównanie stanu zdrowia przyzębia pacjentów podczas leczenia systemem Invisalign i stałymi urządzeniami językowymi. J Orofac Orthop 2007 maj; 68(3):223-231.
68. Kuncio D, Maganzini A, Shelton C, et al. Invisalign i tradycyjne wyniki leczenia ortodontycznego porejestracyjnego w porównaniu z amerykańskim systemem obiektywnej oceny Ortodoncji. Angle Orthod 2007; 77: 864-9.
69. Boyd RL. Kompleksowe leczenie ortodontyczne z zastosowaniem nowego protokołu dla urządzenia Invisalign. J Clin Orthod 2007 Sep; 41(9):525-47.
70. Koumpia E, Karagiannis V, Tuncay OC. Sprawozdanie dotyczące serii przypadków z wyraźnie wyrównawczych i samonastawnych nawiasów o niskim współczynniku tarcia. Hell Orthod Rev 2008; 11: 85-90.

71. Barbagallo LJ, Jones AS, Petocz P, Darendeliler MA. Właściwości fizyczne cementu korzeniowego: Część 10. Porównanie efektów działania niewidocznych, demontowalnych aparatów termoplastycznych z lekkimi i ciężkimi siłami ortodontycznymi na cement przedtrzonowy. Badanie mikrokomputerowo-tomograficzne. Am J Orthod Dentofacial Orthop 2008; 113: 218-227.

72. Brezniak N. Przezroczyste urządzenie z tworzywa sztucznego: Biomechaniczny punkt widzenia. Angle Orthod 2008; 78:381-382.

73. Womack WR, Day RH. Leczenie chirurgiczno-ortodontyczne z wykorzystaniem systemu Invisalign. J Clin Orthod 2008; 42: 237-245.

74. Kravitz ND, Kusnoto B, Agran B, et al. Wpływ przystawek i redukcji interproksymalnej na dokładność obrotu psów z inwazyjnością. Angle Orthod Dentofacial Orthop 2008; 78: 682-687.

75. Brezniak N, Wasserstein A. Resorpcja korzeni po zastosowaniu wyrównywaczy. Angle Orthod 2008; 78: 1119-1124.

76. Baldwin DK, King G, Ramsay DS, Huang G, Bollen A. Czas aktywacji i sztywność materiałowa sekwencyjnie wyjmowanych aparatów ortodontycznych. Część 3: Pacjenci po ekstrakcji przedtrzonowej. Am J Orthod Dentofacial Orthop 2008; 133: 837-845.

77. Boyd RL. Estetyczne leczenie ortodontyczne przy użyciu urządzenia inwisalign dla wad od umiarkowanych do złożonych. J Dent Educ 2008 Aug; 72(8):948-67.

78. Rocke PA. Prosta technika umieszczania załączników Invisalign. J Clin Orthod 2008; 42: 594.

79. Giancotti A, Mampieri G, Greco M. Korekta głębokich ugryzień u dorosłych przy użyciu systemu Invisalign. J Clin Orthod 2008; 42: 719-726.

80. Kravitz ND, Kusnoto B, BeGole E, Obrez A, Argan B. Jak dobrze działa Invisalign? Prospektywne badanie kliniczne oceniające skuteczność ruchu zębów z Invisalign. Am J Orthod Dentofacial Orthop 2009; 135:27-35.

81. Jones ML, Mah J, O'Toole B. Zachowanie termoformowanych wyrównywaczy z przystawkami o różnych kształtach i pozycjach. J Clin Orthod 2009; 43: 113-117.

82. Tuncay OC, Bowman SJ, Nicozisis JL, Amy BD. Skuteczność wskaźnika zgodności dla jasno określonych podmiotów dostosowujących. J Clin Orthod 2009; 43: 263-268.

83. Eliades T, Pratsinis H, Athanasiou AE, Eliades G, Kletsas D. Cytotoksyczność i estrogenność urządzeń inwazyjnych. Am J Orthod Dentofacial Orthop 2009; 136: 100-103.

84. Kim, TW. (2007). Przejrzysta instrukcja obsługi wyrównywacza. Myung Mun Publishing, Korea.

85. Park JH, Kim TW. Leczenie metodą odkamieniania z użyciem wyraźnych aparatów ruchomych z gumami międzymaksylarnymi i wewnątrzmaxylarnymi. World J Orthod 2009; 10:130-134.

86. Namairanan P. et al (2008). Wpływ grubości laminatu ortodontycznego wyrównującego na produkcję naprężeń. Biomateriały naukowe, UCLA School of Dentistry zaprezentowane na:COAST: Konferencje na temat ortodoncji.

87. Vaid N. 13th Postgraduate Student's Convention Manual 2009; 101-123.

88. Proffit W., Fields H., Sarver D. (2007). Contemporary Orthodontics (4th Ed.) Mosby Inc., St. Louis, Mo.

89. Baumrind S, Korn EL, Boyd RL. Resorpcja korzeni wierzchołkowych u dorosłych leczonych ortodontycznie. Am J Orthod Dentofacial Orthop 1996;110:311-20.

90. Pearson LE. Pionowa kontrola w leczeniu ortodontycznym w pełni opaskowym. Angle Orthod 1986; 56:205-24.

91. Nedwed R, Miethke RR. Motywacja, akceptacja i problemy pacjentów z Invisalign. Am J Orthod Dentofacial Orthop 2005;66:162-73.

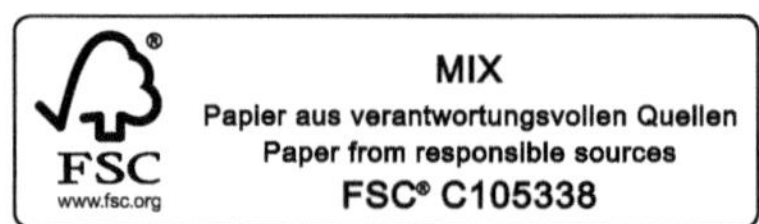

Printed by Books on Demand GmbH, Norderstedt / Germany